W0268889

Ergebnisse der Anatomie und Entwicklungsgeschichte
Advances in Anatomy, Embryology and Cell Biology
Revues d'anatomie et de morphologie expérimentale
Springer-Verlag Berlin Heidelberg New York

This journal publishes reviews and critical articles covering the entire field of normal anatomy (cytology, histology, cyto- and histochemistry, electron microscopy, macroscopy, experimental morphology and embryology and comparative anatomy). Papers dealing with anthropology and clinical morphology will also be accepted with the aim of encouraging co-operation between anatomy and related disciplines.

Papers, which may be in English, French or German, are normally commissioned, but original papers and communications may be submitted and will be considered so long as they deal with a subject comprehensively and meet the requirements of the Ergebnisse.

For speed of publication and breadth of distribution, this journal appears in single issues which can be purchased separately; 6 issues constitute one volume.

It is a fundamental condition that manuscripts submitted should not have been published elsewhere, in this or any other country, and the author must undertake not to publish elsewhere at a later date.

25 copies of each paper are supplied free of charge.

Les résultats publient des sommaires et des articles critiques concernant l'ensemble du domaine de l'anatomie normale (cytologie, histologie, cyto et histochimie, microscopie électronique, macroscopie, morphologie expérimentale, embryologie et anatomie comparée. Seront publiés en outre les articles traitant de l'anthropologie et de la morphologie clinique, en vue d'encourager la collaboration entre l'anatomie et les disciplines voisines.

Seront publiés en priorité les articles expressément demandés nous tiendrons toutefois compte des articles qui nous seront envoyés dans la mesure où ils traitent d'un sujet dans son ensemble et correspondent aux standards des «Résultats». Les publications seront faites en langues anglaise, allemande et française.

Dans l'intérêt d'une publication rapide et d'une large diffusion les travaux publiés paraitront dans des cahiers individuels, diffusés séparément: 6 cahiers forment un volume.

En principe, seuls les manuscrits qui n'ont encore été publiés ni dans le pays d'origine ni à l'étranger peuvent nous être soumis. L'auteur d'engage en outre à ne pas les publier ailleurs ultérieurement.

Les auteurs recevront 25 exemplaires gratuits de leur publication.

Die Ergebnisse dienen der Veröffentlichung zusammenfassender und kritischer Artikel aus dem Gesamtgebiet der normalen Anatomie (Cytologie, Histologie, Cyto- und Histochemie, Elektronenmikroskopie, Makroskopie, experimentelle Morphologie und Embryologie und vergleichende Anatomie). Aufgenommen werden ferner Arbeiten anthropologischen und morphologisch-klinischen Inhaltes, mit dem Ziel, die Zusammenarbeit zwischen Anatomie und Nachbardisziplinen zu fördern.

Zur Veröffentlichung gelangen in erster Linie angeforderte Manuskripte, jedoch werden auch eingesandte Arbeiten und Orginalmitteilungen berücksichtigt, sofern sie ein Gebiet umfassend abhandeln und den Anforderungen der „Ergebnisse" genügen. Die Veröffentlichungen erfolgen in englischer, deutscher und französicher Sprache.

Die Arbeiten erscheinen im Interesse einer raschen Veröffentlichung und einer weiten Verbreitung als einzeln berechnete Hefte; je 6 Hefte bilden einen Band.

Grundsätzlich dürfen nur Manuskripte eingesandt werden, die vorher weder im Inland noch im Ausland veröffentlicht worden sind. Der Autor verpflichtet sich, sie auch nachträglich nicht an anderen Stellen zu publizieren.

Die Mitarbeiter erhalten von ihren Arbeiten zusammen 25 Freiexemplare.

Manuscripts should be addressed to/Envoyer les manucsrits à/Manuskripte sind zu senden an:

Prof. Dr. A. BRODAL, Universitetet i Oslo, Anatomisk Institutt, Karl Johans Gate 47 (Domus Media), Oslo 1/Norwegen

Prof. W. HILD, Department of Anatomy. The University of Texas Medical Branch, Galveston, Texas 77550 (USA)

Prof. Dr. J. van LIMBORGH, Universiteit van Amsterdam, Anatomisch-Embryologisch Laboratorium, Amsterdam-O/Holland, Mauritskade 61

Prof. Dr. R. ORTMANN, Anatomisches Institut der Universität, D-5000 Köln-Lindenthal, Lindenburg

Prof. Dr. T. H. SCHIEBLER, Anatomisches Institut der Universität, Koellikerstraße 6, D-8700 Würzburg

Prof. Dr. G. TÖNDURY, Direktion der Anatomie, Gloriastraße 19, CH-8006 Zürich

Prof. Dr. E. WOLFF, Collège de France, Laboratoire d'Embryologie Expérimentale, 49 bis Avenue de la belle Gabrielle, Nogent-sur-Marne 94/France

Ergebnisse der Anatomie und Entwicklungsgeschichte
Advances in Anatomy, Embryology and Cell Biology
Revues d'anatomie et de morphologie expérimentale

47·3

Günther Schwendemann

Zur Ultrastruktur des Organon vasculosum laminae terminalis der Ratte mit besonderer Berücksichtigung der Gefäße

Mit 21 Abbildungen

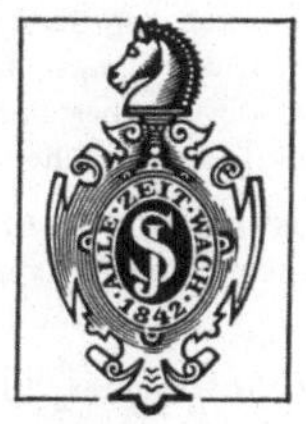

Springer-Verlag Berlin Heidelberg GmbH

Dr. Günther Schwendemann
Psychiatrische Klinik der Universität Hamburg
Abt. für Neuropathologie und experimentelle Hirnforschung
2 Hamburg 20, Martinistraße 52

Die Arbeit wurde mit Unterstützung
der Deutschen Forschungsgemeinschaft ausgeführt

ISBN 978-3-540-06212-7   ISBN 978-3-662-01072-3 (eBook)
DOI 10.1007/978-3-662-01072-3

Inhaltsverzeichnis

Einleitung

Das Gefäßorgan der Lamina terminalis cinerea stellt eine Differenzierung der gesamten Hirnwand dar, zu der der gliöse bzw. ependymale, der neuronale und der mesenchymale Gewebsanteil beitragen (Hofer, 1958, 1965; Mergner, 1959, 1961).

In diesem speziell differenzierten Bezirk, der in seinem Aufbau noch viel Ähnlichkeit mit den entwicklungsgeschichtlich ursprünglichen Bauverhältnissen zeigt (Weindl *et al.*, 1967b), ist die Hirnwand relativ dünn geblieben, so daß sie hier gleichsam als eine „Schlußplatte" — Lamina terminalis — erscheint, die den III. Ventrikel an seinem rostralen Ende verschließt und den ventriculären vom subarachnoidealen Liquor scheidet.

Ausdehnung und Lage dieser „Schlußplatte" wird in der Literatur verschieden angegeben. Eine Übersicht findet sich bei Mergner (1959). In Übereinstimmung mit den von diesem Autor für die Lamina terminalis des Kaninchens angegebenen Grenzen soll hier als Lamina terminalis der Ratte das dreieckige Feld zwischen dem Chiasma opticum als Basis und den sich nähernden Brocaschen Diagonal-bändern bezeichnet werden, also nur die dünn gebliebene ventrale Hälfte der Hirnwand zwischen Chiasma opticum und Commissura anterior.

Die Commissur gehört bereits dem Telencephalon an, während auf Grund von physiologischen und embryologischen Untersuchungen (Übersicht bei Mergner, 1959, und Campos-Ortega und Ferres-Torres, 1965) die Lamina terminalis und damit das Organon vasculosum laminae terminalis, das je nach Tierart die Lamina ganz oder zu einem Teil einnimmt (Hofer, 1965), zum Hypothalamus bzw. Diencephalon gerechnet werden.

Das Organon vasculosum laminae terminalis (OVLT) gehört mit dem Sub-fornicalorgan, der Area postrema, dem Subcommissuralorgan, der Epiphyse, der Neurohypophyse und den Plexus chorioidei zu einer Gruppe von Organen, die gemeinsam eine auffällige Lokalisation um den III. bzw. IV. Ventrikel haben (Abb. 1). Dieses Merkmal ist für die ganze Wirbeltierreihe charakteristisch (Hofer, 1965) und veranlaßte Bargmann (1958), die unspezifischen Begriffe „Anhangs-, Neben- oder Spezialorgane" des Zentralnervensystems oder auch „paraneuronales Gewebe" (Stochdorph, 1955) durch die Bezeichnung „Circumventrikuläre Organe" zu ersetzen.

Die Sonderstellung, die diese Organgruppe im Zentralnervensystem einnimmt, machten Untersuchungen mit Vitalfarbstoffen zu Beginn unseres Jahrhunderts deutlich, auch wenn die Interpretation ihrer Ergebnisse wegen der je nach Dosis mehr oder weniger großen Toxicität der verwendeten Farbstoffe problematisch ist. Nachdem Goldmann (1913) die Ansicht vertreten hatte, daß intravenös oder sub-cutan injiziertes Trypanblau von den Epithelzellen des Plexus chorioidei zwar gespeichert, vom gesamten übrigen Zentralnervensystem aber nicht aufgenommen wird, fand Behnsen (1927) nach Vitalfärbungsversuchen im Mäusegehirn einen Bezirk der Lamina terminalis, in dem vermehrt Trypanblau gespeichert wurde.

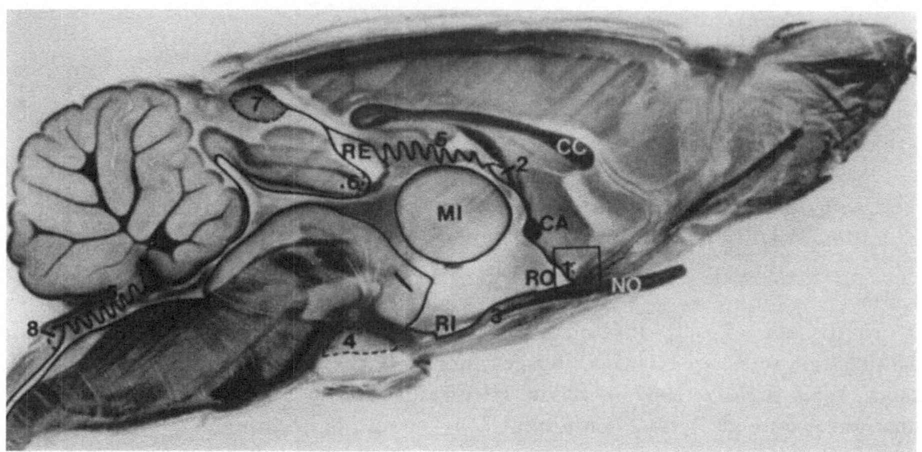

Abb. 1. Medianschnitt durch das Gehirn einer achtwöchigen Ratte. Nach Glutaraldehydperfusion zur besseren Differenzierung der Strukturen etwa 1 min in Chromosmiumsäure immergiert. Die Grenzen des Ventrikelsystems wurden nachgezeichnet. Das markierte Areal entspricht
Abb. 2. Vergr. 4,8fach. *RO* Recessus opticus; *RI* Recessus infundibularis; *RE* Recessus epiphysialis; *CA* Commissura anterior; *MI* Massa intermedia; *CC* Corpus callosum; *NO* Nervus
opticus; 1 OVLT; 2 Subfornicalorgan; 3 Eminentia mediana; 4 Neurohypophyse; 5 Plexus
chorioidei; 6 Subcommissuralorgan; 7 Epiphyse; 8 Area postrema

Speicherungen von Vitalfarbstoffen hatten zuvor Schulemann (1912) im Hypophysenhinterlappen, Rachmanow (1913) im Tuber cinereum, Wislocki und Putnam
(1920) in der Area postrema, Macklin und Macklin (1920) in der Epiphyse und
Putnam (1922) im Subfornicalorgan beschrieben. Während Behnsen eine erhöhte
Durchlässigkeit der Blut-Hirn-Schranke annahm, führten Mandelstamm und Krylow (1927) und Mandelstamm (1928) nach Speicherungsversuchen mit Trypanblau
am Kaninchen die elektive Färbbarkeit auf örtliche Besonderheiten der Vascularisierung und ein lockereres Hirngewebe dieser Regionen zurück.

Vitalfärbungsversuche ähnlicher Art setzten Wislocki und King (1936) an
Kaninchen, Katzen und Rhesusaffen fort. Wislocki und Leduc (1952) kamen mit
Silbernitrat, das sie Ratten im Trinkwasser verabreichten, zu prinzipiell denselben
Ergebnissen: Eine elektive Speicherung in der Neurohypophyse, der Epiphyse,
der Area postrema, im Subfornicalorgan und in einem Bezirk der Lamina terminalis, den sie als „supraoptic crest" bezeichneten, da hier auf Horizontalschnitten
der untersuchten Cerebra die ependymbedeckte Seite der Lamina terminalis
kammartig in den Ventrikel vorragt. Der Begriff „supraoptic crest" ist jedoch
mißverständlich. So beschreibt Kuhlenbeck (1954a, b; 1968) die „supraoptic crest"
des Menschen als präoptisches bzw. in der Lamina terminalis praeoptica gelegenes
Organ. Da außerdem bei den bisher untersuchten Säugern oft keine oder nur eine
unauffällige Crista ausgebildet ist, andererseits als einheitliches Merkmal dieses
Organs eine intensive Vascularisierung auffällt (Hofer, 1965), führten Hofer (1958)
und Mergner (1959) den Begriff „Organon vasculosum laminae terminalis"
(„OVLT") ein.

In vergleichenden Untersuchungen fanden Wenger und Törk (1968) das OVLT
außer bei den Säugern auch bei Vögeln, Reptilien, Fischen und — weniger aus-

geprägt — bei Amphibien ausgebildet, und zwar mit einem bei den verschiedenen Species sehr ähnlichem Aufbau.

Nach den grundlegenden Arbeiten von Hofer (1958) und Mergner (1959, 1961) über das Gefäßorgan des Kaninchens, des Goldhamsters und des Affen wurde von Kawakatsu (1961) neben dem Gefäßorgan von Mensch, Affe, Hund, Kaninchen, Meerschweinchen und Maus auch das der Ratte lichtmikroskopisch untersucht. Außerdem beschreiben das OVLT der Ratte Campos-Ortega und Ferres-Torres (1965) sowie Weindl (1965), der die Morphologie und Histochemie des Organs mit der des Gefäßorgans des Kaninchens vergleicht. Auf die Histochemie des Gefäßorgans kann im Rahmen dieser Arbeit allerdings nicht näher eingegangen werden. Hier sei neben der eben zitierten Arbeit auf die Untersuchungen von Leduc und Wislocki (1952), Shimizu (1955), Shimizu und Morikawa (1957), Shimizu *et al.* (1957, 1959), Colmant (1966, 1967), Shimizu und Abe (1966) und Kishi (1968) verwiesen. Besonders aufmerksam machen Colmant (1966, 1967) sowie Shute und Lewis (1966) auf den hohen Aliesterase- bzw. Acetylcholinesterasegehalt der Tanycytenfortsätze.

Aus den Untersuchungen von Campos-Ortega und Ferres-Torres (1965) sowie Weindl (1965) geht hervor, daß bei den Gefäßen des OVLT der Ratte — wie von Wislocki und King (1936) auf Grund der bereits erwähnten Vitalfärbungsversuche an Kaninchen, Katzen und Affen konzipiert — ein Sekundärplexus von einem Primärplexus unterschieden werden kann und daß der Sekundärplexus sich bei der Ratte — wie von Mergner (1959, 1961) für Kaninchen und Affen beschrieben — aus einem intrapialen Primärplexus und einem Außennetz zusammensetzt. Mergner (1959) spricht beim Kaninchen und bei Macaca mulatta auch von einem kleinkalibrigen Außennetz und bezeichnet im Gegensatz dazu den Sekundärplexus als großkalibriges Innennetz. Bei der Ratte sind die Gefäßkaliber von Außen- und Innennetz jedoch unterschiedlich, im ersteren allerdings kleiner als im letzteren (Campos-Ortega und Ferres-Torres, 1965).

Duvernoy und Koritké (1964), die die Angioarchitektonik der circumventriculären Organe bei zahlreichen Vögeln und Säugern untersuchten, geben an, daß die Gefäße des OVLT der Ratte im wesentlichen die von ihnen ausführlich für das Gefäßorgan der Katze dargestellte Anordnung zeigen, wenn auch das OVLT der Ratte im Vergleich zu dem der Katze reduziert erscheint. Entsprechend dem intrapialen Primärplexus, dem Außennetz und dem Innennetz bzw. Sekundärplexus beschreiben sie ein dichtes oberflächliches Capillarnetz, von diesem ausgehende Capillarschlingen sowie ein subependymales Capillarnetz.

Die Ergebnisse dieser Autoren werden, soweit sie die Angioarchitektonik des OVLT der Ratte betreffen, ebenso wie neuere Untersuchungen von Wenger und Aros (1971), in der vorliegenden Arbeit nicht nur bestätigt, sondern auch durch eine funktionell wichtige Beobachtung erweitert. Deshalb — und zum besseren Verständnis der elektronenmikroskopischen Befunde — wird zunächst in einem vorangehenden lichtmikroskopischen Teil der Gefäßverlauf im OVLT der Ratte dargestellt.

Die Anordnung der Gefäße und des leptomeningealen Bindegewebes sowie der gliösen und neuronalen Elemente läßt in der Lamina terminalis verschiedene Zonen erkennen (Wislocki und King, 1936). Bei der Ratte unterscheiden Wislocki und Leduc (1952) sowie Campos-Ortega und Ferres-Torres (1965) eine innere und eine äußere Zone, entsprechend der inneren und äußeren Hauptzone, die Mergner (1959) beim Kaninchen beschreibt.

Die innere Zone, deren Ependym die Ventrikeloberfläche der Lamina terminalis darstellt, ist reich an gliösen und neuronalen Elementen, aber arm an Gefäßen — den Gefäßen des Sekundärplexus. An sie schließt rostral die äußere Zone an, die reichlich Gefäße — nämlich die Gefäße des Außennetzes — und Bindegewebe, aber nur wenige Gliazellen enthält. Diese Zone wird rostral von der Pia mater bedeckt, die im Bereich der Lamina terminalis lichtmikroskopisch verdickt erscheint. Zwischen der inneren und der äußeren Zone ist oft eine Grenzfläche erkennbar (Campos-Ortega und Ferres-Torres, 1965), die sich aus der Membrana limitans gliae und einer äußeren bindegewebigen Grenzfläche, der Intima piae zusammensetzt (Mergner, 1959). Kawakatsu (1961) findet allerdings beim OVLT der Ratte keine deutliche Zonengliederung. Auch wurden bei anderen Species abweichende und z.T. widersprüchliche Zoneneinteilungen beschrieben (Übersicht bei Hofer, 1965).

Diese Widersprüche lichtmikroskopischer Untersuchungen werden durch die elektronenmikroskopischen Befunde gegenstandslos. In der vorliegenden Arbeit wird im lichtmikroskopischen Teil die Zoneneinteilung zunächst noch beibehalten. Im elektronenmikroskopischen Teil kann jedoch — wie bei der Besprechung der Befunde begründet wird — auf sie verzichtet werden.

Über elektronenmikroskopische Untersuchungen am OVLT der Ratte wurde von Leveque *et al.* (1967), von Usui (1968) und von Wenger und Röhlich sowie Röhlich und Wenger (1969) berichtet. Während Usui sich auf eine ausführliche Darstellung der Ependymzell-Ultrastruktur beschränkt, beschreiben Leveque *et al.* zwar ebenfalls vorwiegend das Ependym, erwähnen aber bereits gefensterte, durch einen Bindegewebsraum von den „modified ependymal cells" getrennte Blutgefäße. Röhlich und Wenger (1969) stellen erstmals die gesamte Ultrastruktur des OVLT der Ratte bzw. der Ratte und des Affen (Wenger und Röhlich, 1969) dar, ohne jedoch die verschiedenen Gefäßabschnitte zu typisieren.

Beim Kaninchen beschrieben Weindl *et al.* bereits 1967 verschiedene Capillartypen sowie 1968 die Ependym-, Glia- und Parenchymzellen des Organs.

In der vorliegenden Arbeit soll gezeigt werden, daß auch im Gefäßorgan der Ratte Unterschiede in der Ultrastruktur einzelner Gefäßabschnitte sowie ihren Beziehungen zur Leptomeninx bzw. den gliösen und neuronalen Elementen der Lamina terminalis bestehen. Dabei wird die Ultrastruktur der pialen Leptomeninx im Laminabereich dargestellt.

Ebenso wie die besondere Vascularisierung weisen auch die abweichend vom normalen Zellbestand des Hirngewebes modifizierten gliösen und neuronalen Zellelemente (spezifisch differenzierte Glia- und Ependymzellen bzw. Parenchymzellen (Pines, 1927) — Literaturübersicht: Hofer, 1965; Ratte: Campos-Ortega und Ferres-Torres, 1965) auf die Zugehörigkeit des Gefäßorgans zu den circumventriculären Organen hin (Hofer, 1958). Sie werden in dieser Arbeit jedoch nur berücksichtigt, soweit sie zu den Gefäßen in Beziehung treten. Einige der Ependymzellen können nämlich ebenso wie Subependymzellen, die ihnen im Aussehen gleichen, sowie einige der Makrogliazellen lange Fortsätze aufweisen (ependymale, subependymale und extraependymale Tanycyten: Horstmann, 1954: Mergner, 1959), mit denen sie teilweise perivasculär — die Membrana limitans gliae zwischen

Innen- und Außenzone bildend (Mergner, 1959) —, teilweise an der Laminaoberfläche endigen.

Für die Parenchymzellen wird eine mögliche Beziehung zu den Gefäßen diskutiert.

Material und Methode[1]

Untersucht wurden 21 männliche Sprague-Dawley-Ratten aus der Zucht der Fa. Dr. Karl Thomae, Biberach a. d. Riss. Um den Faktor der Transportirritation auszuschalten, wurde den Tieren eine Akklimatisationspause von mindestens einer Woche gewährt, in der sie Altromin Trockennahrung und Wasser ad libitum erhielten. Zum Zeitpunkt der Perfusionsfixation waren sie 7—8 Wochen alt und 190—250 g schwer.

Perfusionsfixation

1. Beide Jugularvenen wurden in Äther-Evipan-Narkose oberhalb der Claviculae freipräpariert und angeschlungen.

2. Der Bauchraum wurde entlang der Linea alba eröffnet, Leber und Magen-Darm nach rechts gedrängt, die linke Niere stumpf aus ihrem Lager gelöst, ebenfalls nach rechts geklappt und mit einem Gaze-Streifen in dieser Position gehalten, so daß die nun gut zugängliche Aorta proximal des Abganges der beiden Nierenarterien aus der dorsalen Peritonealwand freipräpariert, lose mit einem Faden angeschlungen und abgeklemmt werden konnte. Die Klemmenbranchen waren, um Verletzungen der Aorta zu vermeiden, mit zwei dünnen PVC-Schläuchen überzogen.

3. Distal der Abklemmstelle wurde die Aorta schräg angeschnitten, so daß ein PVC-Katheter in sie eingeführt und nach Lösen der Klemme bis zum absteigenden Schenkel des Aortenbogens hochgeschoben sowie mit dem um die Aorta geschlungenen Faden eingebunden werden konnte.

4. Die Jugularvenen wurden durchschnitten, unmittelbar danach durch Öffnen eines Dreiwegehahnes die Perfusion mit 35—38° C warmem Periston unter einem Druck von 120 cm Wassersäule eingeleitet.

5. Erst jetzt wurde der Thorax des noch atmenden Tieres rasch eröffnet und die Aorta ascendens abgeklemmt, um zu vermeiden, daß das Periston vom überlebenden Herzen mit Blut untermischt wird.

6. Nach etwa 45 sec Perfusion mit Periston wurde der Dreiwegehahn auf die ebenfalls unter einem Druck von 120 cm Wassersäule stehende Fixationslösung umgestellt. Der Dreiwegehahn war unmittelbar an dem in der Aorta liegenden Katheter angebracht, um einen möglichst raschen Wechsel von Periston auf das Fixans zu gewährleisten.

Als Fixationslösung wurde 3% Glutaraldehyd[2] in 0,05 M Phosphatpuffer (pH 7,4—7,35) verwendet. Die Lösung war durch Zugabe von Saccharose auf 460 m Osmol eingestellt. Die ersten 20—30 ml der Fixationslösung waren ebenfalls auf etwa 35—38° C erwärmt, die restliche Lösung hatte Zimmertemperatur.

Nach 5 min wurde der Perfusionsdruck der Fixationslösung von 120 cm auf 50 cm Wassersäule erniedrigt, nach weiteren 20 min die Perfusion beendet.

Anschließend wurde das Gehirn in der Schädelkapsel für weitere 3 Std in derselben Fixationslösung bei 4° C aufbewahrt.

Präparation

Die Kalotte sowie die Dura mater wurden sorgfältig bis zur Schädelbasis entfernt, so daß das Gehirn von dieser etwas abgehoben und — nach Durchtrennung der beiden N. optici mit einer leicht gebogenen Schere von caudal her — abpräpariert werden konnte.

---

1 Fräulein Kristin Lahrtz danke ich für die sorgfältige technische Assistenz.
2 Zur Herstellung der Fixationslösung wurden verwendet: 25% Glutaraldehyd in Wasser, pract., der Fa. Fluka AG, Buchs. 25% Glutaraldehyd in Wasser, reinst, redestilliert der Fa. Serva, Heidelberg, dessen „purification index" $E_{235/280}$ (Anderson, 1967) mit 0,1—0,2 angegeben wird.

Das Gehirn wurde durch zwei paramediane Schnitte so zerlegt, daß eine etwa 1,5 mm dicke Scheibe in der Mittelebene erhalten blieb, aus der durch einen rostral vor den Chiasmarand gelegten Frontalschnitt sowie durch einen frontalen und einen horizontalen Schnitt durch die vordere Commissur ein Gewebsblock abgetrennt wurde, der zwar noch relativ groß war, den aber — wegen der günstigen Lage der Lamina terminalis zwischen Interhemisphärenspalt und III. Ventrikel — die Chromosmiumsäure und das Einbettungsmittel gut durchdringen konnten.

Nachfixierung. Der Gewebsblock wurde in 0,075 M Phosphatpuffer mit Saccharosezusatz (430 m Osmol, pH 7,4) gespült (mindestens dreimal 15 min) und in Daltons Chromosmiumsäuregemisch nachfixiert (Dalton, 1955).

Entwässerung. Mit 35%, 70%, 96% und dreimal mit 100% (absolutem) Alkohol wurde jeweils 10—15 min, mit Propylenoxid zweimal 15 min entwässert.

Einbettung in Epon 812 (Luft, 1961). Nach Zwischenschaltung eines Epon-Propylenoxid-Gemisches zu gleichen Teilen für 1 Std sowie eines Epon-Propylenoxid-Gemisches im Verhältnis 3:1 für mindestens 6 Std (meistens über Nacht bei Zimmertemperatur) wurde in reinem Epon mit 2% Accelerator-Zusatz eingebettet. (Epon A zu Epon B im Verhältnis 6:4, Polymerisation im Wärmeschrank bei 36° C ca. 12 Std, bei 45° C ca. 12 Std und bei 60° C ca. 48 Std.)

Herstellung der Schnitte

1. Von den Gefäßorganen der Ratten 1—11 wurden mit Diamantmessern an einem Ultramikrotom Om U2 der Fa. Reichert ultradünne Schnitte für die Elektronenmikroskopie hergestellt, und zwar in horizontaler (Ratte 1—8), sagittaler (Ratte 9 und 10) und frontaler (Ratte 11) Schnittebene. Die Schnitte wurden mit Kupfernetzen (ohne Folienbeschichtung) aufgefangen und mit Bleicitrat und Uranylacetat nachkontrastiert, nach einer Methodenmodifikation der Abteilung für Cytologie und Virologie des Heinrich-Pette-Institutes, Hamburg (Leiter: Dr. med. K. Mannweiler). Semidünne (1 μ), mit Toluidinblau nach der Methode von Trump *et al.* (1961) gefärbte Schnitte, dienten zur Orientierung. Zum großen Teil wurden die im Elektronenmikroskop photographierten Bezirke auf Photographien der Kontrollschnitte eingezeichnet. Elektronenmikroskop: EM 9 S der Fa. C. Zeiss, Oberkochen.

2. Von den übrigen 10 Ratten wurden nur semidünne (1 μ), mit Toluidinblau gefärbte Schnitte hergestellt, und zwar in Stufen von — je nach Region — 5—10 μ Abstand (Ratte 11—15 sagittal, Ratte 16—19 horizontal, Ratte 20 und 21 frontal).

Die Schnitte, die mit Glasmessern angefertigt wurden, waren bis zu 3 mm breit und 5 mm lang, so daß die in ihnen enthaltenen Areale weit über die Lamina terminalis hinausreichten. Zur Rekonstruktion der Angioarchitektonik wurden zahlreiche Schnitte photographiert.

Befunde

A. Lichtmikroskopische Befunde

An den in der Einleitung für die Lamina terminalis angegebenen Grenzen geht das spezifische Gewebebild des OVLT allmählich in das Bild des umgebenden Nervengewebes über. Das heißt, das Gefäßorgan nimmt bei der Ratte — wenn es auch nicht scharf umgrenzt werden kann — in etwa die ganze Ausdehnung der Lamina terminalis ein. Nur deren dorsale Spitze wird vom Organ meist nicht erreicht. Die intensive Vascularisation, für das OVLT charakteristisch, verliert sich hier in von Tier zu Tier etwas unterschiedlicher Höhe.

Abb. 2, 3 und 4 zeigen, daß die Lamina terminalis von dorsal nach ventral an Wandstärke abnimmt, obgleich ihre rostrocaudale Ausdehnung auf Horizontalschnitten durch das ventrale Drittel relativ groß erscheinen kann. Dies ist durch die Schnittrichtung bedingt, da hier die Lamina terminalis aus ihrem zunächst sanft von dorsal nach rostroventral geschwungenen Verlauf in eine mehr rostrale Richtung abbiegt und das Dach des Recessus opticus bildet.

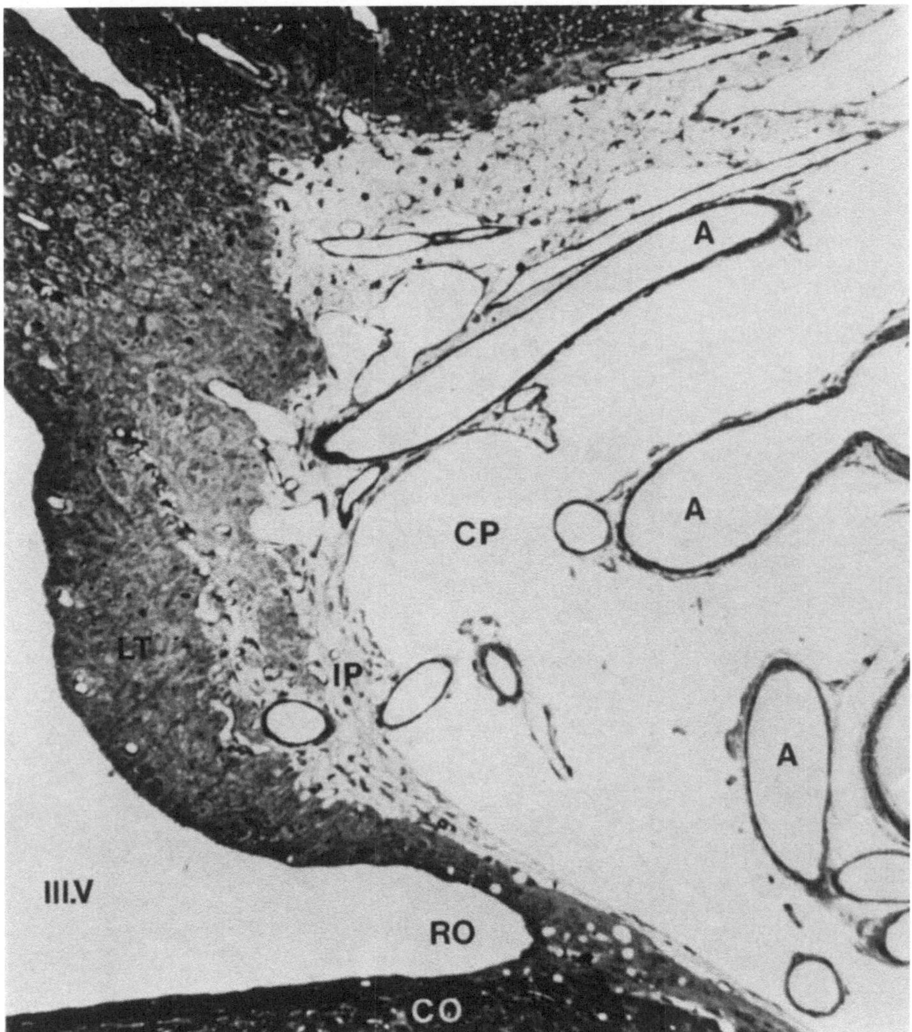

Abb. 2. Sagittalschnitt durch das OVLT, in etwa median gelegen. Toluidinblaufärbung. Vergr. 150fach. *A* arterielle Gefäße im Verlauf durch die Cisterna praechiasmatica (*CP*); *CO* Chiasma opticum, dorsaler Rand; *LT* Lamina terminalis; *III.V* III. Ventrikel; *IP* intrapialer Primärplexus; *RO* Recessus opticus ventriculi III

Außerdem findet man auf Horizontalschnitten die ependymbedeckte Laminaoberfläche im dorsalen und mittleren Teil U- oder V-förmig in die Lamina terminalis eingebuchtet (Abb. 5), während sie sich im rostroventralen Teil in das Ventrikellumen vorwölbt. Eine Kammbildung der Laminaoberfläche in den Ventrikel, die sich mit der Crista supraoptica des Kaninchengehirns vergleichen ließe, wurde jedoch nie beobachtet. Das Bild einer Crista supraoptica mit Auszipfelungen der ependymalen Oberfläche kann allerdings in einem unmittelbar über dem

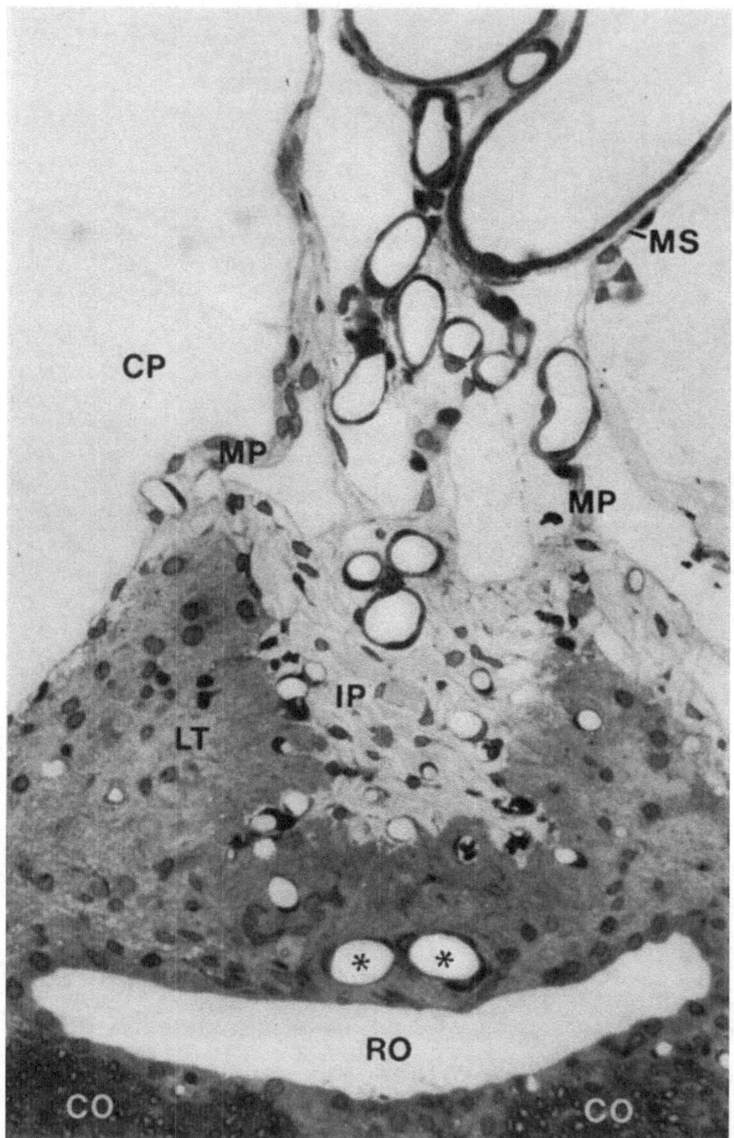

Abb. 3. Frontalschnitt durch den rostralen Bereich des OVLT. Das Mesothel der Piaoberfläche (*MP*) setzt sich in die Mesothelscheiden (*MS*) der durch die Zisterne verlaufenden
Gefäße fort. In Stufenschnitten läßt sich das subependymal gelegene Arteriolenpaar (*), von
dem Capillaren zum Sekundärplexus abgehen, dorsalwärts bis in die linke bzw. rechte Seiten-
wand des III. Ventrikels verfolgen. Die übrigen Symbole wie in Abb. 2. Toluidinblaufärbung.
Vergr. 370fach

Ventrikelboden liegenden Horizontalschnitt vorgetäuscht werden, da der Recessus
opticus mit zwei lateralen Hörnern endet (Abb. 4).

Diese werden rostral gegen die Cisterna praechiasmatica durch die Lamina
terminalis verschlossen, die breitbasig am Chiasma nervi optici ansetzt und als
gliöse Deckschicht über den Vorderrand des Chiasma ausläuft.

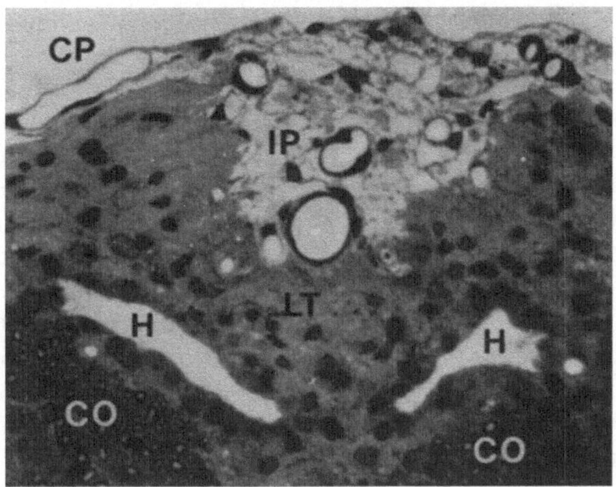

Abb. 4. Frontalschnitt durch das rostrale Ende des OVLT. Der Recessus opticus endet mit zwei lateralen Hörnern (*H*). Symbole wie in Abb. 2 und 3. Toluidinblaufärbung. Vergr. 370fach

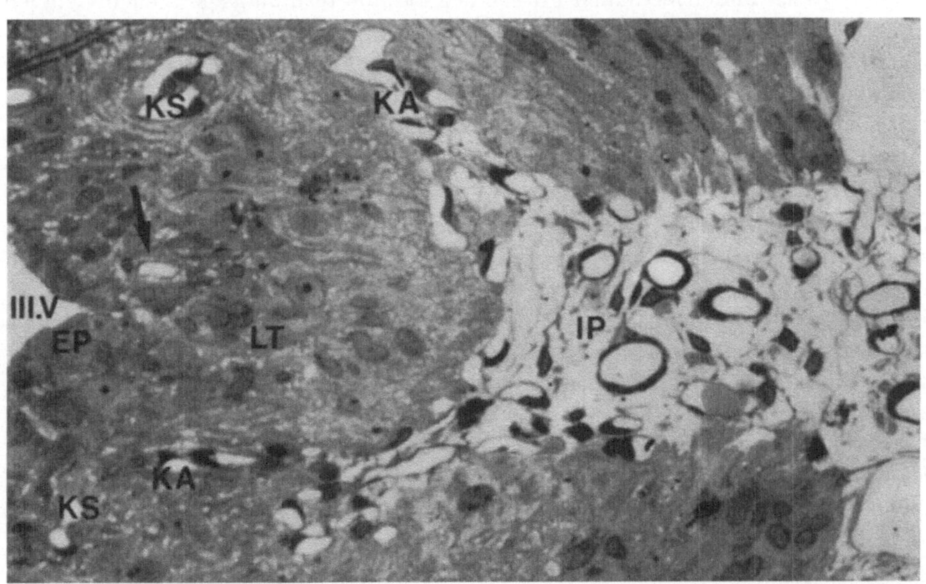

Abb. 5. Horizontalschnitt durch das OVLT. Die Capillaren des Außennetzes (*KA*) dringen vom intrapialen Primärplexus (*IP*) aus nach caudal und lateral in die Lamina terminalis (*LT*) vor, Capillarschlingen (*KS*) bildend. Pfeil: Eine engkalibrige Capillare zieht zum subependymalen Capillarnetz, dessen Gefäße nicht im Schnitt getroffen sind. Das Ependym (*EP*) der Laminaoberfläche begrenzt den III. Ventrikel (*III. V*) v-förmig. Toluidinblaufärbung. Vergr. 370fach

Die Blutversorgung des OVLT erfolgt über Äste der Aa. praeopticae (direkte Zweige der Aa. cerebri anteriores), die durch die Cisterna praechiasmatica verlaufen und in die vor der Rostralfläche der Lamina terminalis gelegene Pia mater eintreten. In der Pia mater bilden sie vielfache Verzweigungen und Anastomosen, so daß das bereits erwähnte Gefäßkonvolut entsteht, der intrapiale Primärplexus

(Mergner, 1959) (Abb. 2). In diesem lassen sich drei Gefäßkomplexe besonders hervorheben: Zwei dorsal gelegene laterale und ein mehr ventral gelegener medianer.

Die beiden dorsalen und lateralen Gefäßkomplexe liegen mit den Hauptanteilen ihrer Gefäßkonvolute in der linken und rechten Nische, die von der Laminaoberfläche und dem linken und rechten Gyrus diagonalis gebildet werden. Sie konfluieren median mehr oder weniger und sind vor dem mittleren Drittel der Laminaoberfläche nicht mehr voneinander und gegen die ventral anschließenden oberflächlichen Partien des medianen Gefäßkomplexes abzugrenzen.

Der mediane Gefäßkomplex des intrapialen Primärplexus dringt in eine Furche ein, die die rostrale Seite der Lamina in ihrer Mittellinie durchzieht. Da diese Furche ventral nur seicht ist, liegt er hier der Lamina relativ oberflächlich auf und ragt gegen die Zisterne vor. Nach dorsal wird die Mittelfurche tiefer und enger, so daß der mediane Gefäßkomplex zunehmend in die Außenzone der Lamina terminalis eingebaut wird. Dabei nehmen seine Gefäße — im ventralsten Teil mehr oder weniger horizontal gerichtet — nach dorsal einen immer steileren Verlauf. Auf einem Sagittalschnitt durch die Lamina entsteht so oft ein fächerartiges Bild.

Von diesen in der medianen Furche der Lamina terminalis gelegenen Gefäßen des intrapialen Primärplexus ausgehend dringen Capillaren in die Laminaaußenzone ein (Abb. 5). Sie anastomosieren untereinander und bilden häufig capilläre Schlingen (capillary loops), bevor sie in den medianen Komplex des intrapialen Primärplexus zurückkehren. So entsteht in der Außenzone das Bild eines engmaschigen Capillarnetzes (kleinkalibriges Außennetz des OVLT; Mergner, 1959).

Da vor allem die Außennetzcapillaren, welche besonders weit in die Außenzone eindringen, bevorzugt vom rostralen Ende des medianen Gefäßkomplexes ausgehen, und zwar seitlich schräg nach links und rechts, bilden sie mit diesem in Horizontalschnitten eine mehr oder weniger deutliche Y-förmige Figur (Abb. 5). Dabei behalten sie jedoch, im Sagittalschnitt gesehen, dessen aufgefächerte Verlaufsrichtung in etwa bei. Nur so können auch die dorsalsten Außennetzcapillaren von dem mehr ventral gelegenen dorsalen Teil des medianen Gefäßkomplexes abstammen. Da dieser Teil — wie schon erwähnt — bereits weitgehend in die Laminaaußenzone eingebaut ist und nur noch kleinkalibrige Gefäße aufweist, lassen sich hier allerdings Außennetz und medianer Gefäßkomplex bzw. intrapialer Primärplexus nicht mehr streng voneinander trennen.

Außerdem dringt mit den Gefäßen Bindegewebe in die Lamina terminalis ein, so daß die gefäßreiche Außenzone der Lamina von diesem stark durchsetzt ist und nur undeutlich gegen die Pia mater abgegrenzt werden kann.

Wislocki und King (1936) bezeichneten dementsprechend den intrapialen Primärplexus und das Außennetz zusammenfassend als Primärplexus des OVLT.

Als Sekundärplexus des OVLT werden nach Wislocki und King (1936) die Gefäße der inneren Hauptzone bezeichnet. Obwohl ihr Verlauf in dem voliegenden Untersuchungsmaterial variiert, läßt sich doch folgendes Grundschema erkennen: Unter der Ependymoberfläche der Lamina terminalis bilden die Gefäße des Sekundärplexus ein bei der Ratte nur sehr spärlich entwickeltes Netz von Capillaren, in dem einzelne von ihnen, die in etwa vertikal ausgerichtet sind, andere verbinden, die mehr transversal oder auch in ganz unregelmäßigen Richtungen unter dem Ependym verlaufen. Dieses subependymale Capillarnetz ist mit dem Außennetz des OVLT durch wenige Capillaren verbunden, die in — dorsoventral gesehen — verschiedenen Höhen vom letzteren abzweigen und meist in gestrecktem Verlauf das subependymale Capillarnetz erreichen. Bevor sie sich diesem anschließen, verlaufen sie oft noch eine unterschiedliche Strecke unter dem Ependym.

Die subependymalen Capillaren können eine oder mehrere kurze Schlingen, mitunter sogar ein regelrechtes Capillarknäuel bilden. Auch capilläre Seitenarme werden hier gelegentlich beobachtet. Die im Schnitt getroffenen Windungen bzw. Seitenarme einer solchen Capillare sind von einem gemeinsamen, selbst lichtmikroskopisch gut erkennbaren perivasculären Raum umgeben. Auf Schnittserien lassen sich außerdem kleine Gefäße verfolgen, die das subependymale Capillarnetz verlassen und nach lateral in die benachbarten Hypothalamusregionen führen bzw. unter dem Ependym der Seitenwände des III. Ventrikels caudalwärts ziehen. Über die Richtung des Blutstromes lassen sich an Hand der vorliegenden Schnittserien keine Aussagen machen. Hierauf soll in der Diskussion der vorliegenden Ergebnisse noch näher eingegangen werden.

Nicht alle Gefäße, die aus dem intrapialen Primärplexus in die Lamina terminalis eindringen, tragen zum Aufbau des Gefäßorgans bei. Einige kleine Arterien bzw. Arteriolen (Abb. 3), die in verschiedenen dorso-ventralen Höhen durch die Lamina terminalis ziehen, um in den Seitenwänden des III. Ventrikels mehr oder weniger dicht unter der Ependymoberfläche nach caudal zu verlaufen, geben nur gelegentlich — noch in der Lamina terminalis — Capillaren ab, die dem subependymalen Capillarnetz des Sekundärplexus Blut zuführen.

Dorsal entsprechen ihnen kleine Arterien, die aus den dorsalen Gefäßkomplexen des intrapialen Primärplexus in die „Spitze" der Lamina terminalis eindringen und in Richtung der Commissura anterior verlaufen. Sie werden oft von kleinen Venen (umgekehrter Verlaufsrichtung ?) begleitet.

B. Elektronenmikroskopische Befunde
1. Die Gefäße der Cisterna praechiasmatica

Die kleinen Arterien der Cisterna praechiasmatica (Äste der Aa. praeopticae mit etwa 30—80 µ Durchmesser) sind in ihrer Gefäßwandintima und -media regulär gebaut, weisen jedoch in ihrer Adventitia einige Besonderheiten auf. Die Zellen der Adventitia schließen sich mit abgeplatteten Zellformen lückenlos aneinander und bilden so um die Arterien ein Mesothel, das diese in ihrem Verlauf durch die Zisterne umscheidet. Es trennt dabei vom Spatium subarachnoidale einen perivasculären Spaltraum, der bis zu den vom Basalmembranelastinkomplex (Hager, 1961) eingehüllten Muskelzellen der Media reicht (Abb. 6a). In ihm findet man Kollagenfibrillen, elastische Fasern und „desmale" Mikrofibrillen sowie gelegentlich auch Axone, die vom Cytoplasma Schwannscher Zellen eingeschlossen die Arterien begleiten und in ihrem Axoplasma Neurotubuli, Neurofilamente, wenige Mitochondrien und spärlich Membranprofile enthalten (Abb. 6b). Dieser Spaltraum ist bei den Ästen der Aa. praeopticae relativ schmal (bis 1 µ) und in der Regel von einem nur einschichtigen Mesothel umschlossen, während die Aa. praeopticae sowie die Aa. cerebri anteriores selbst einen wesentlich breiteren (bis 5 µ) perivasculären Raum besitzen, in dem sich auch Adventitiazellen finden,

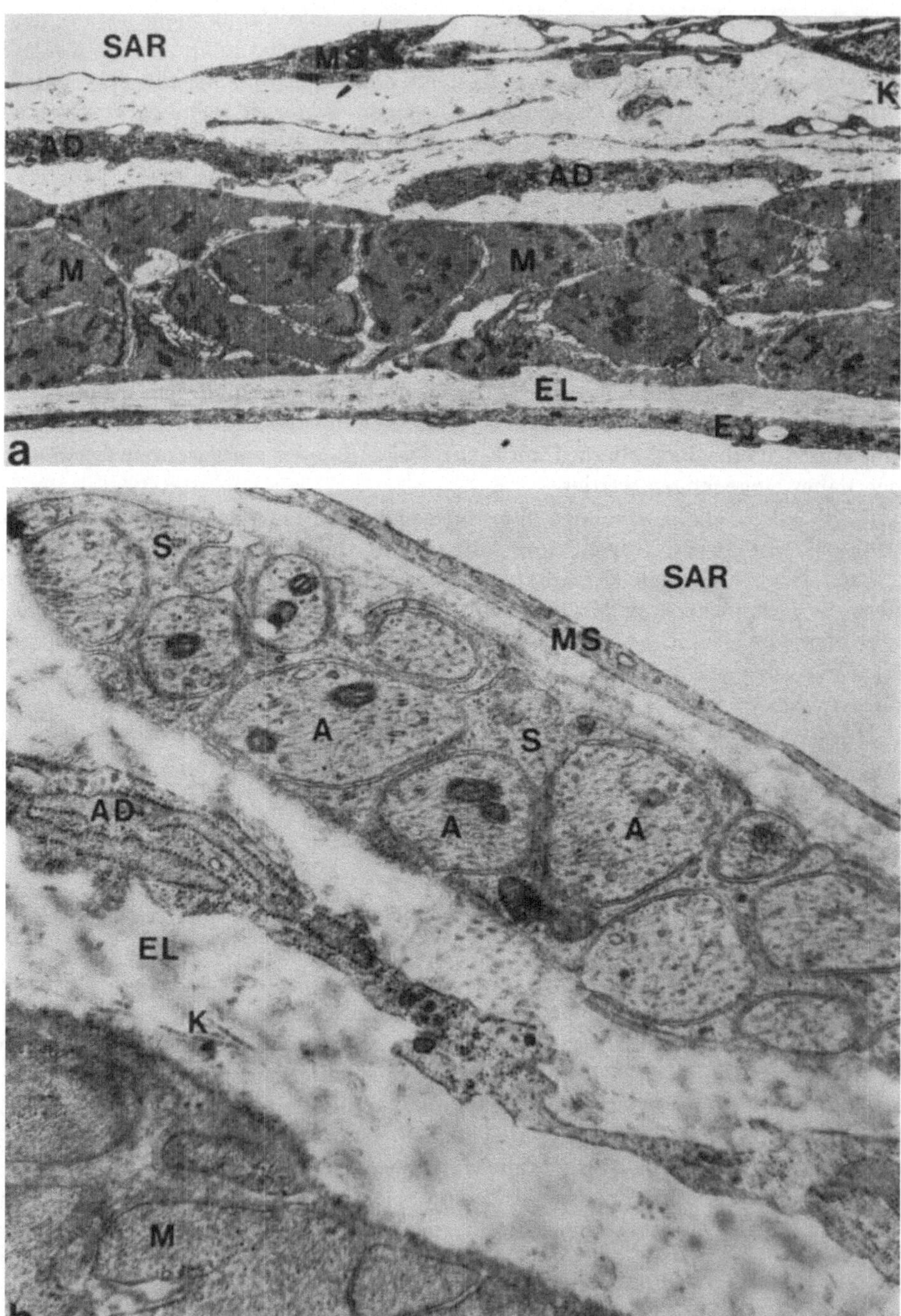

Abb. 6a und b. Gefäßwand einer Arteria cerebri anterior in der Cisterna praechiasmatica. Auf das Endothel (*E*), die Elastica interna (*EI*) und die Tunica muscularis (*M*) folgen retikulär angeordnete Adventitiazellen (*AD*), die zum subarachnoidalen Liquorraum (*SAR*) hin eine Mesothelscheide (*MS*) um die Arterie bilden. Der adventitielle Spaltraum enthält kollagene (*K*) und elastische Fasern (*EL*) sowie in das Cytoplasma Schwannscher Zellen (*S*) eingebettete Axone (*A*). (Abb. 6b.) Vergr. 5400fach (a) und 19300fach (b)

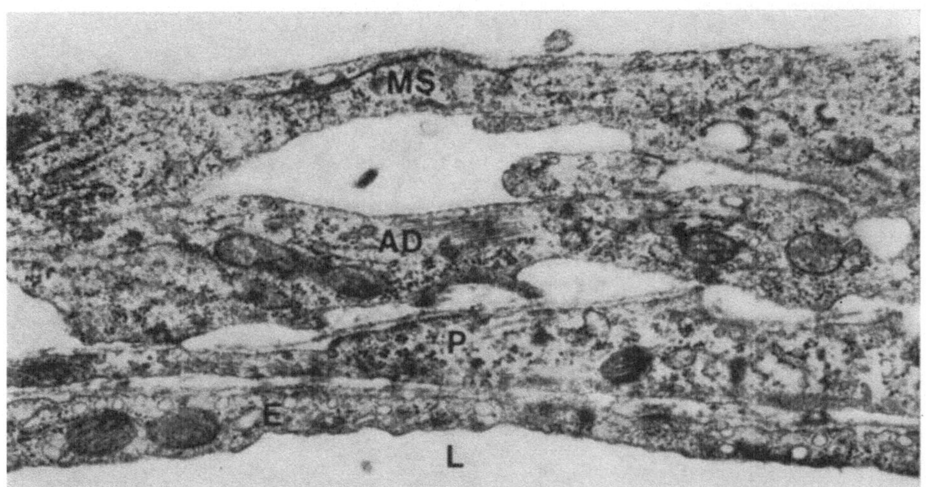

Abb. 7. Gefäßwand einer in der Cisterna praechiasmatica im Schnitt getroffenen kleinen Vene. *L* Lumen, *E* Endothel, *P* Periendothelzelle, *AD* Adventitiazellen, die sich gegen den subarachnoidalen Liquorraum hin zu einer Mesothelscheide (*MS*) zusammenschließen. Vergr. 21 800fach

die retikulär angeordnet sind und die sich an die mesothelbildenden innen anlegen können, so daß das Mesothel an einigen Stellen mehrschichtig wird (Abb. 6a).

Abb. 7 zeigt die Gefäßwand einer vor der Piaoberfläche im ventralen Teil der Zisterne angeschnittenen Vene. Ihr Lumendurchmesser beträgt über 30 μ. Auch sie besitzt eine adventitielle Mesothelscheide und dementsprechend einen perivasculären Spaltraum. Eine Tunica muscularis ist nicht ausgebildet. Statt dessen ist ihr Endothel — wie das der intrapialen Venen, die später noch beschrieben werden — von Zellen umgeben, die ein den Pericyten ähnliches Aussehen haben. Zwischen diesen periendothelialen Zellen und der etwa 500 Å dicken Basalmembran der Endotheloberfläche besteht ein bis zu 0,5 μ breiter Intercellularspalt, der Kollagenfibrillen von etwa 300 Å Durchmesser enthält. Die periendothelialen Zellen bilden peripher, als innere Begrenzung des perivasculären Raumes, ebenfalls eine Basalmembran von etwa 500 Å.

2. Die Pia mater im Bereiche der Lamina terminalis

An den Eintrittsstellen der Arterien in die Pia mater bzw. an den Stellen, wo Venen die Pia verlassen, schließt an die in der Zisterne von den Adventitiazellen dieser Gefäße gebildeten Mesothelscheiden lückenlos eine Lage von pialen Bindegewebszellen an, die sich hier an der Piaoberfläche ebenfalls mit abgeflachten Zellformen zu einem geschlossenen Mesothel zusammenfügen (Abb. 8). Dieses setzt sich an den Grenzen der Lamina terminalis in das Mesothel der regulär gebauten Pia mater fort und stellt mit ihm die piaseitige Mesothelauskleidung des Spatium subarachnoidale dar. Vom letzteren trennt es einen Raum, der sich zwischen die Piazellen und die Gefäße des intrapialen Primärplexus bis zur Laminaoberfläche erstreckt, rostral mit den schmalen perivasculären Räumen der intrazister-

2*

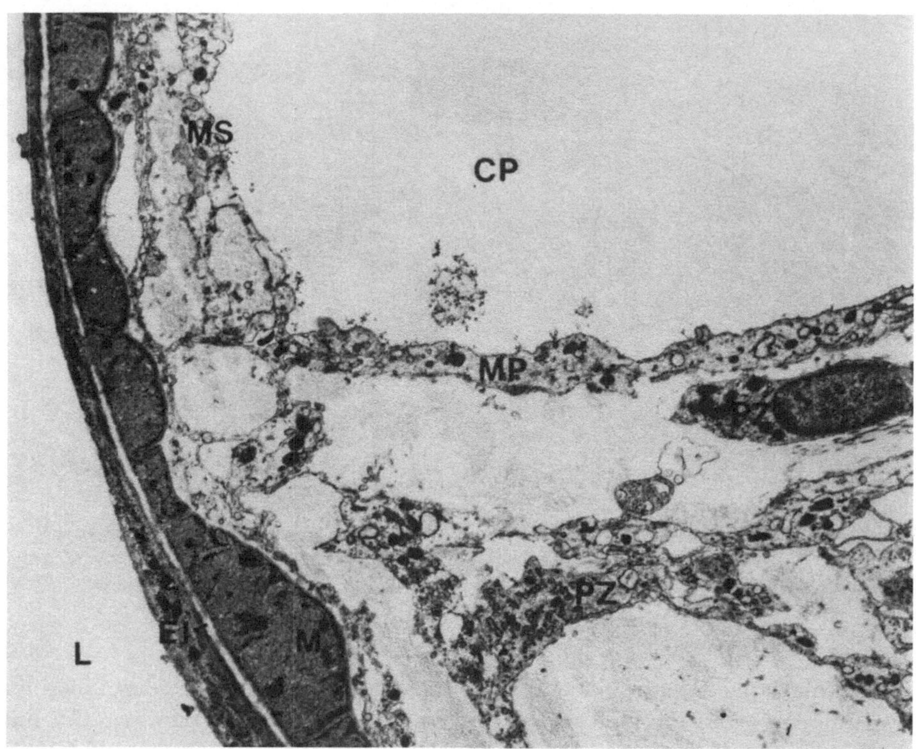

Abb. 8. Längsgetroffene kleine Arterie bei ihrem Eintritt aus der Cisterna praechiasmatica
(*CP*) in die Pia mater. *L* Lumen der Arterie, *EI* Elastica interna, *M* Tunica muscularis.
Die Mesothelscheide (*MS*) der Arterie geht in das Mesothel der Piaoberfläche (*MP*) über.
PZ retikulär angeordnete Pia-mater-Zellen. Vergr. 5400fach

nalen Gefäße kommuniziert und sich an den Grenzen der Lamina terminalis in den
Spaltraum der regulär gebauten Pia mater (Andres, 1967a, b), zwischen deren
Mesothel und der Membrana limitans gliae fortsetzt. Dieser intrapiale Raum enthält dorsal die lateralen Gefäßkomplexe des intrapialen Primärplexus und ist
dementsprechend weiträumig, ventral ist er lateral relativ flach, schließt hier aber
in der Laminamitte den medianen Gefäßkomplex ein, mit dem er von ventral nach
dorsal zunehmend in die Lamina terminalis eingebaut wird. Caudal setzt er sich
spaltförmig um die Capillaren des Außen- und Innennetzes in die Lamina terminalis
fort. Diese „spezifischen Capillaren des OVLT" gehören somit zu den wenigen
Ausnahmen unter den Hirncapillaren, die perivasculäre Räume besitzen. Auch
wenn diese Spalträume Fortsetzungen des intrapialen Raumes darstellen, so sollen
sie hier nomenklatorisch doch von ihm unterschieden werden.

   In dem beschriebenen Raum der Pia mater finden sich leptomeningeale
Reticulumzellen, die mit langen Fortsätzen ein Zellgespinst bilden, in das die
Gefäße des intrapialen Primärplexus eingewoben sind. Dabei werden die größeren
dieser insgesamt recht kleinen Gefäße (s. unten) in der Regel ganz von Piazellen
eingehüllt. Die kleineren Gefäße, vor allem die Capillaren, werden nur von einem
Netz feiner Zellfortsätze umsponnen. Zur Piaoberfläche hin nehmen die retikulär

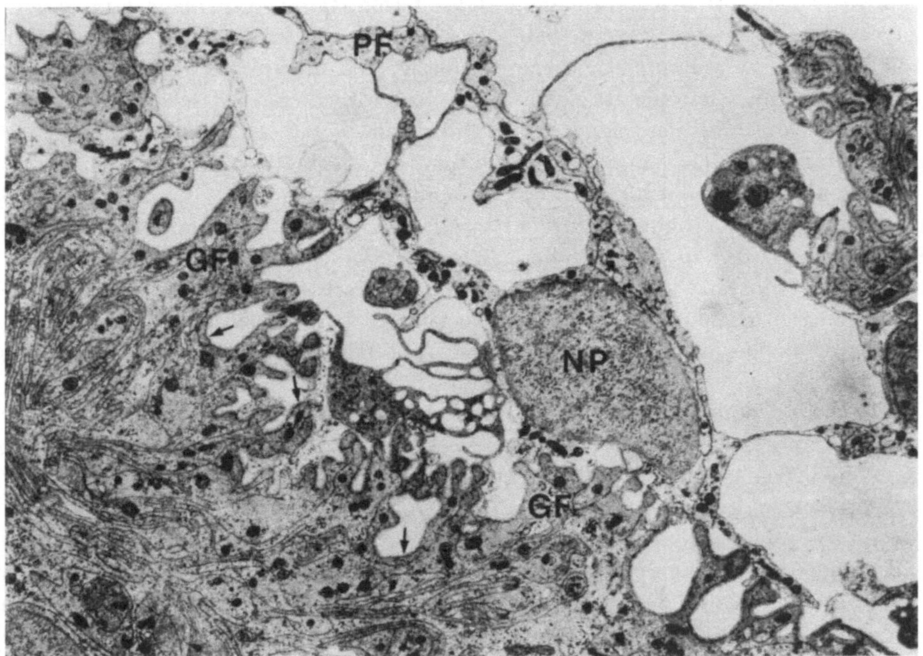

Abb. 9. Die Oberfläche der Lamina terminalis, von Gliafortsätzen (*GF*) gebildet, ist stark zerklüftet. Pia-mater-Zellen (*NP* Zellkern) liegen ihr mit weit verzweigten Fortsätzen (*PF*) locker auf. Die Basalmembran (Pfeile) der Laminaoberfläche folgt den zahlreichen Vorstülpungen und Einbuchtungen. Vergr. 5400fach

geformten Zellen immer mehr die abgeplattete Form der mesothelbildenden Pia-mater-Zellen an, und verstärken so, als eine im Bereich der Mittelebene oft zwei- bis dreischichtige, mehr oder weniger lückenhafte Lage flacher Zellen das piale Mesothel.

Auch die rostrale Oberfläche der Lamina terminalis wird, selbst dort, wo sie vor dem eindringenden medianen Gefäßkomplex zurückweicht, von mehr oder weniger abgeflachten Zellen des pialen Reticulum bedeckt. Sie bilden hier eine in der Regel einschichtige Zellage, die der Intima piae der regulär gebauten Pia mater entspricht. Fehlt sie gelegentlich einmal, so können solche „Lücken" auch durch die Schnittführung bedingt sein, denn die Zellage überbrückt oft Einsenkungen der Laminaoberfläche und deren Basalmembran (Abb. 9). Das bereits erwähnte Bindegewebe, das mit den spezifischen Capillaren des OVLT in die Lamina terminalis eindringt, findet sich ausschließlich — als Adventitia — in den perivasculären Räumen, das heißt in den Fortsetzungen des intrapialen Raumes um diese Gefäße. Es ist also pialer Herkunft und gehört, ebenso wie die Adventitia der Gefäße der Zisterne, zur Leptomeninx.

Die leptomeningealen Bindegewebszellen sind folglich in ihrer Form variabel, entsprechend ihrer topographisch bedingten unterschiedlichen Funktion.

Als abgeflachte Zellen, die sich lückenlos aneinanderschließen, bilden sie — wie bereits erwähnt — mesotheliale Oberflächen. Als mehr oder weniger retikulär geformte Zellen durchziehen sie die perivasculären Räume des Innen- und Außennetzes des OVLT, die adventitiellen Spalträume der größeren intrazisternalen Arterien und, in weit umfangreicherem Maße, den intrapialen Raum. Zwischen den leptomeningealen Zellen finden sich Kollagenfibrillen, elastische Fasern sowie „desmale" Mikrofibrillen. Letztere strahlen mit feinen Aufsplitterungen in die Basalmembranen der Laminaoberfläche bzw. der Blutgefäße ein.

Sowohl die retikulär als auch die zu flachen Zellagen bzw. zu einem Mesothel angeordneten Zellen bilden in ihrem Cytoplasma ein tubuläres endoplasmatisches Reticulum aus, das an vielen Stellen zisternenartige Erweiterungen zeigt und eine feinkörnige Substanz von elektronenoptisch unterschiedlicher Dichte enthält. Es ist an einigen Stellen agranulär, zum überwiegenden Teil jedoch mit Ribosomen besetzt. Daneben enthält das Cytoplasma freie Ribosomen sowie feine, ca 80 bis 100 Å dicke Tonofilamente.

Die Zellen bilden untereinander Desmosomen aus, dabei strahlen die Tonofilamente in diese Zellhaften ein, deren angrenzende Cytoplasmazonen verdichtet erscheinen. Auch direkte Zellkontakte, das heißt Bezirke, in denen der Intercellularspalt fehlt, finden sich zwischen den Zellen, besonders häufig zwischen denen, die flache Zellagen bilden. Bei diesen „Maculae occludentes" (Farquhar und Palade, 1963) fehlen Filamenteinstrahlungen. An Berührungspunkten mit den Basalmembranen der Laminaoberfläche und der Gefäße sind Halbdesmosomen ausgebildet: Tonofilamente strahlen in einen verdichteten Bezirk der Zellmembran ein, auf den auch filamentäre Strukturen der angrenzenden Basalmembran radiär zulaufen. Auch mit den „desmalen" Mikrofibrillen des Intercellulärraumes bilden die Zellen halbdesmosomenartige Kontakte.

Neben glattrandigen Zellmembraninvaginationen und „glatten" Vesikeln im Cytoplasma ist häufiger ein zweiter Typ der Mikropinocytose zu beobachten. Hierbei ist der Zellmembran an der Invaginationsstelle außen filamentöses Material angelagert. An der inneren Membranseite ist das angrenzende Cytoplasma zu kurzen radiären Streifen verdichtet, so daß das Bild eines Stachelsaumes entsteht. Dementsprechend finden sich im Cytoplasma abgeschnürte Invaginationen als Stachelsaumbläschen (coated vesicles), deren Wänden innen elektronendichtes Material angelagert ist.

Abb. 10 zeigt als Einzelbefund eine der Laminaoberfläche aufliegende Zelle der pialen Leptomeninx, die eine Kinocilie trägt. Neben dem dazugehörigen Basalkörperchen ist das zweite Centriol im Schnitt getroffen.

Nicht nur die Form, auch die Ultrastruktur der leptomeningealen Zellen ist durch deren topographisch bedingte Funktionsunterschiede variabel, weist jedoch diese Zellen als Fibroblasten aus. Daneben kommen histiocytäre Zellelemente vor. Man findet sie nicht nur zwischen den pialen Reticulumzellen (Abb. 11), sondern auch als Adventitiazellen in den perivasculären Räumen der spezifischen Capillaren des OVLT. Als Makrophagen enthalten sie in ihrem Cytoplasma eine unterschiedliche Zahl von Phagosomen sowie mehr oder weniger zahlreiche Pinocytosevacuolen. Dementsprechend zeigt ihre Zellmembran eine starke Tendenz zur Pseudopodien- und Faltenbildung. Dabei haben sich die Zellen in unterschiedlichem Maße aus dem Reticulum gelöst und abgerundet.

Gelegentlich kann ein solcher Makrophag in das piale Mesothel eingebaut sein (Diapedesis?) (Abb. 11).

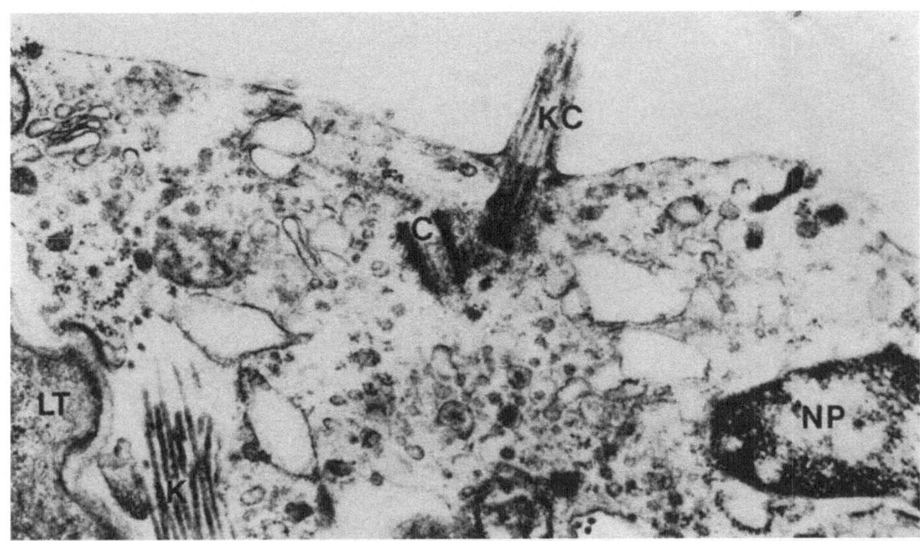

Abb. 10. Der Lamina-terminalis-Oberfläche (*LT*) aufliegende Pia-mater-Zelle (*NP* Zellkern) mit Kinocilie (*KC*) und zweitem Centriol (*C*). *K* kollagene Fasern. Vergr. 24000fach

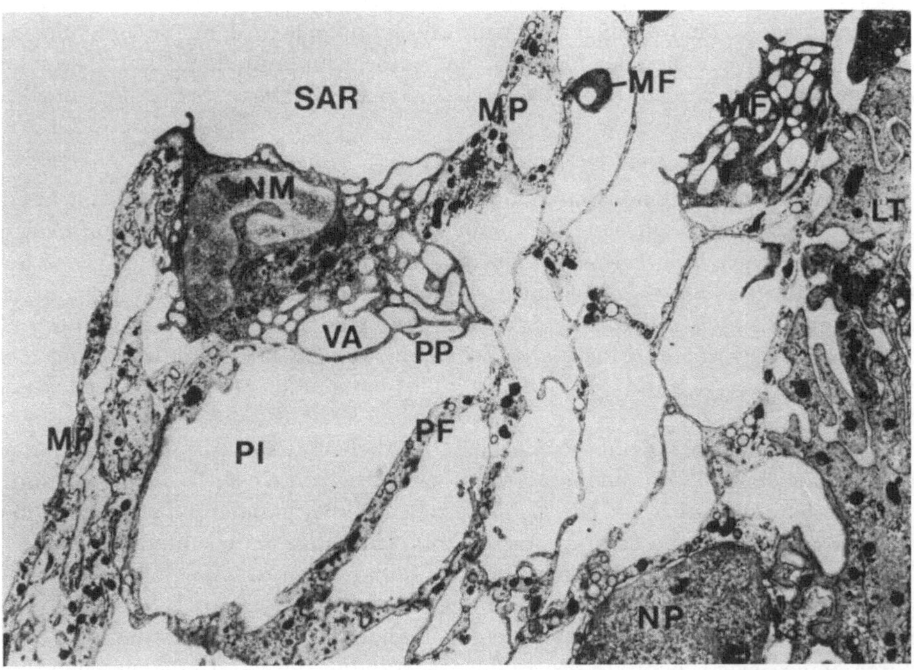

Abb. 11. In das Mesothel der Piaoberfläche (*MP*) eingebauter Makrophag mit Zellkern (*NM*). Fortsätze von Makrophagen (*MF*) im pialen Interstitium (*PI*). *VA* Pinocytosevakuolen, *PP* Pseudopodien, *NP* Zellkern und *PF* Fortsätze retikulärer Pia-mater-Zellen, *LT* Oberfläche der Lamina terminalis, *SAR* subarachnoidaler Liquorraum. Vergr. 5400fach

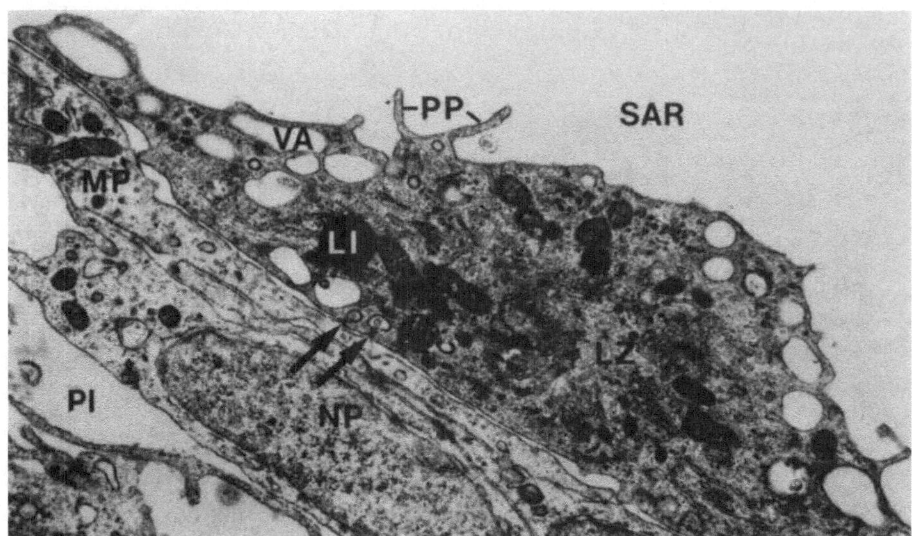

Abb. 12. Dem pialen Mesothel (*MP*) aufliegende Liquorzelle (*LZ*), deren Zellkern außerhalb der Schnittebene liegt. Pfeile: Bürstensaumbesetzte Zellmembraninvaginationen umschließen Cytoplasmafüßchen der Pia-Mesothel-Zelle. *LI* Lipoidtropfen. Die übrigen Symbole wie in Abb. 11. Vergr. 11600fach

Abb. 12 zeigt eine ähnlich strukturierte Liquorzelle, die im Subarachnoidalraum den Mesothelzellen der Piaoberfläche aufliegt und mit stachelsaumbesetzten Zellmembraninvaginationen zwei Cytoplasmaausläufer dieser Zellen umschließt.

3. Die Gefäße des intrapialen Primärplexus

Die Arterien des intrapialen Primärplexus — relativ kleine Gefäße von in der Regel höchstens 60 µ Durchmesser — sowie die Arteriolen zeigen einen im Prinzip regulären Feinbau ihrer Intima und Media, so daß — wie schon bei den arteriellen Gefäßen der Cisterna praechiasmatica — auf eine eingehende Beschreibung dieser Gefäßwandanteile verzichtet werden kann. Zwischen der Media dieser Gefäße und den bereits beschriebenen Pia-mater-Zellen, die diese locker umhüllen, findet man von Cytoplasma Schwannscher Zellen vollständig oder teilweise umschlossene Axone.

Die Venen des intrapialen Primärplexus sind ebenfalls relativ klein. Ihr Lumen ist im Querschnitt zwar annähernd rund, wird aber von einem Endothel begrenzt, das auffallend ungleich ist. Die Endothelzellen bilden nämlich lumenwärts außer den Marginalfalten, die sich fast regelmäßig zu beiden Seiten ihrer Zellkontakte finden, zahlreiche mehr oder weniger lange und ganz unterschiedlich breite cytoplasmatische Fortsätze. Von diesen unabhängig finden sich auch an der basalen Endotheloberfläche abwechselnd kleinere Erhebungen und Einsenkungen. Dadurch ändert sich die Breite des Endothels ständig. Sie kann — abgesehen vom Zellkernbereich — etwa 0,1 µ bis über 1 µ betragen, ganz im Gegensatz zum Endothel der arteriellen Gefäße des intrapialen Primärplexus, das gleichmäßig dick ist und nur im Bereich eines Zellkerns langsam an Breite zu- und abnimmt.

Sind die Venen des intrapialen Primärplexus im Schnitt längs getroffen, so vollzieht sich der Wechsel von dickeren und dünneren Endothelpartien nur ganz allmählich und unauffällig. Es handelt sich also bei den peripheren Einsenkungen und Erhebungen sowie den zentripetalen Fortsätzen des quergetroffenen Endothels überwiegend um Anschnitte von längs zur Gefäßachse ausgerichteten, sehr unregelmäßigen Falten der äußeren und inneren Endotheloberfläche.

Die intrapialen Venen besitzen, wie die bereits beschriebene Vene der Cisterna praechiasmatica keine Tunica muscularis, sondern weisen periendothelial Zellen auf, die das Endothel meist nur unvollständig bedecken und das Aussehen von Pericyten haben. Gelegentlich können diese mit einem Cytoplasmaausläufer in eine der Einbuchtungen der äußeren Endotheloberfläche vorstoßen. In der Regel ziehen sie jedoch über die Endothelunregelmäßigkeiten hinweg. Dadurch entsteht zwischen ihnen und dem Endothel bzw. dessen Basalmembran, die den Einbuchtungen und Erhebungen der Endotheloberfläche folgt, ein unregelmäßig breiter Intercellularspalt. Er enthält ca. 300 Å dicke Kollagenfibrillen.

An ihrer äußeren Oberfläche besitzen die periendothelialen Zellen eine Basalmembran, die, wenn die Zellen das Endothel nicht vollständig bedecken, von einer Duplikatur der endothelialen Basalmembran gebildet wird.

Mit abnehmendem Gefäßkaliber verringert sich der Intercellularspalt, bis schließlich die Periendothelzellen der Endothelbasalmembran aufliegen und von einem von der Basalmembran eines Capillarendothels eingescheideten Pericyten nicht mehr unterschieden werden können. Das heißt, der Übergang vom capillären zum venösen Gefäßschenkel erfolgt allmählich und ohne scharfe Grenzen.

Von den Capillaren des intrapialen Primärplexus werden im folgenden nur die beschrieben, welche dem medianen Gefäßkomplex angehören, da nur sie eine direkte Beziehung zu den spezifischen Gefäßen des OVLT haben (siehe lichtmikroskopischer Teil). Ihr Feinbau ist nicht einheitlich.

Im rostralen und ventralen Teil des medianen Gefäßkomplexes findet man Capillaren, die im Querschnitt ein verhältnismäßig rundes Lumen von 4—7 μ Durchmesser aufweisen. Es wird von einem relativ gleichmäßigen, wenigstens 0,1 μ dicken Endothel begrenzt, das mitunter von einer einzigen, meist aber von 2—3 Endothelzellen gebildet wird. Ist eine dieser Zellen mit ihrem Zellkern im Schnitt getroffen, dann ist das Endothel auf etwa 2—2,5 μ verbreitert, doch wird auch hier die Gefäßlichtung kaum eingeengt, da der Zellkern sich nierenförmig dem Lumen anpaßt.

Das Cytoplasma der Endothelzellen enthält zahlreiche freie Ribosomen sowie ein tubuläres endoplasmatisches Reticulum, das von einer mehr oder weniger dichten, feinkörnigen Substanz ausgefüllt wird und nur spärlich mit Ribosomen besetzt ist. Dazwischen verlaufen feine Filamente sowie vereinzelte, ca. 200 Å dicke Tubuli. Das Endothelcytoplasma erscheint insgesamt sehr strukturreich, so daß sich die rundlich-ovalen Mitochondrien trotz ihrer dichten Matrix nur wenig gegen das Cytoplasma abheben. An den Polen des Zellkerns finden sich häufig Membranprofile eines Golgikomplexes angeschnitten.

Zellmembraninvaginationen und glatte Cytopempsis-Vesikel sind nicht sehr zahlreich (ca. 5—10 Vesikel pro μ Lumendurchmesser). Die Endothelzellen bilden häufig an ihren Kontaktzonen, wo sie durch Desmosomen und sogenannte (siehe Diskussionsteil) „Zonulae occludentes" verbunden sind, Marginalfalten aus, während an der übrigen Endotheloberfläche nur wenige Mikrovilli in das Lumen hineinragen (etwa 0—5 pro Capillarquerschnitt).

Das Capillarendothel besitzt an seiner Peripherie eine etwa 400—600 Å dicke Basalmembran. Dieser liegen an einigen Stellen Pericyten auf, die von einer Duplikatur der Basalmembran eingeschlossen werden. Ihre Cytoplasmakomponenten gleichen weitgehend denjenigen der Endothelzellen. Lediglich Filamente finden sich bei einigen von ihnen häufiger. Diese strahlen in verdichtete Bezirke des Pericytenplasmalemms ein (Haftzonen). Auffallend selten ist der Zellkern eines Pericyten im Schnitt getroffen. Tatsächlich handelt es sich bei einem Teil des perithelialen Cytoplasmas nicht um Pericytenfortsätze, sondern — wie bei den später noch beschriebenen Capillaren des Außennetzes — um Abspaltungen des Endothels, die an einigen Stellen mit dem Endothelcytoplasma verbunden bleiben (vgl. Abb. 14). Der intercelluläre Spalt zwischen endothelialem und perithelialem Cytoplasma kann in seltenen Fällen bis auf ca. 150—200 Å verringert sein. Die Endothelbasalmembran wird dabei unregelmäßig und fehlt schließlich ganz. Häufiger ist er auf 1000 Å und mehr erweitert. Die Basalmembran kann dann entweder dem endothelialen oder dem perithelialen Cytoplasma näher liegen. Sie kann sich auch in seltenen Fällen aufspalten und sowohl die endotheliale Oberfläche als auch die peritheliale Unterseite bedecken.

Die eben beschriebenen Capillaren des medianen Gefäßkomplexes gehen, wenn man ihren Verlauf auf Schnittserien verfolgt, rostral aus Arteriolen des intrapialen Primärplexus hervor. In der medianen Furche der Lamina terminalis ziehen sie, wie bereits erwähnt, im Sagittalschnitt gesehen in aufgefächerten Verlaufsrichtungen nach caudal und dorsocaudal, wo sich, in der „Tiefe" der Mittelfurche, ihre Feinstruktur ändert.

Die hier im Schnitt getroffenen Capillaren haben ein Endothel, das zwar ebenfalls Abspaltungen bildet und auch dieselben Cytoplasmakomponenten enthält, das aber mehr Mikropinocytosevesikel aufweist und dessen Wandstärke weniger gleichmäßig ist. Oft beträgt sie unter 0,1 μ.

Schließlich findet man hier im Schnitt Capillaren, deren Endothel Partien enthält, die auf etwa 500 Å verschmälert sind und mehr oder weniger zahlreiche, von einer Membran verschlossene Fensterungen aufweisen. Dabei handelt es sich bereits um Anschnitte der von hier in die Lamina terminalis vordringenden Capillaren des OVLT, das heißt um Gefäße, die in ihrem Feinbau prinzipiell den Capillaren des Außennetzes entsprechen, die aber im Schnittbild noch nicht oder nur z.T. vom Gewebe der Lamina terminalis umgeben sind. Wie schon im lichtmikroskopischen Teil dieser Arbeit erwähnt, können intrapialer Primärplexus und Außennetz besonders dorsal nicht streng getrennt werden.

Die in die Lamina terminalis eindringenden und die vom Außennetz in den intrapialen Primärplexus zurückführenden Capillaren lassen sich im elektronenmikroskopischen Bild nicht voneinander unterscheiden.

In Schnittserien konnten jedoch einige Capillaren des Außennetzes verfolgt werden, die in ihrem weiteren Verlauf zu Venolen des intrapialen Primärplexus wurden.

Das gefensterte Endothel der spezifischen Capillaren geht dabei in ein Endothel über, dessen Cytoplasma auffallend viele Mikropinocytosebläschen enthält und das wiederum sehr ungleichmäßig ist, da dünnere (bis ca. 0,1 μ), allerdings fensterlose und dickere (bis ca. 1 μ) Endothelpartien sich abwechseln, und da an der Endotheloberfläche zahlreiche Falten und Mikrovilli in das Lumen hineinragen. Ganz allmählich geht dieses Endothel — wie in diesem Kapitel bereits beschrieben — in das der Venen des intrapialen Primärplexus über.

4. Die Capillaren des Außennetzes

Die Capillaren, welche das Außennetz des OVLT bilden (Lumendurchmesser 4—10 μ), haben in allen Schnittrichtungen ein ungleichmäßig breites Endothel, mit dünnen Partien von etwa 500—600 Å, die stets Fensterungen aufweisen (Abb. 13a, 14, 16a und b), und dickeren Endothelpartien (abgesehen vom Zellkernbezirk bis ungefähr 1 μ), die fensterlos sind, aber oft eine relativ große cytopemptische Aktivität zeigen. Die Endothelfenster sind etwa 600 Å weit und werden von einem Diaphragma verschlossen. Membranlose Endothelporen wurden nicht beobachtet.

Die Zahl der Fenster pro Endothelquerschnitt kann selbst bei ein- und demselben Gefäß auf verschiedenen Schnitten variieren.

Im übrigen weisen die Capillaren des Außennetzes in ihrem Endothel dieselben Cytoplasmakomponenten auf, wie sie schon für die Capillaren des intrapialen Primärplexus beschrieben wurden. Auch hier finden sich Pericyten bzw. unvollständige Abspaltungen des Endothelcytoplasmas (Abb. 14), die in der Regel nicht fenestriert und vom äußeren Blatt einer Duplikatur der Endothelbasalmembran bedeckt sind. Der intercelluläre Spalt zwischen perithelialem und endothelialem Cytoplasma ist vielfach verbreitert, manchmal bis 2000 Å. Dabei liegt, besonders bei gefenstertem Endothel, das innere Blatt der Basalmembranduplikatur meist der Unterseite des Pericyten bzw. der Endothelabspaltung näher als der Endotheloberfläche.

Wie Abb. 15 zeigt, kann auch das Cytoplasma, welches die der Peripherie zugewandte Seite des Endothelzellkerns umsäumt, gespalten sein, so daß eine — hier ausnahmsweise sogar gefensterte — peritheliale Cytoplasmabrücke entsteht. Der Endothelspalt weist an einigen Stellen ein feinfilamentöses Material auf, das annähernd die elektronenoptische Dichte der Lamina densa einer Basalmembran hat.

Die Capillaren des Außennetzes sind von einem perivasculären Raum umgeben (Abb. 13a—16c). Dieser enthält die bereits beschriebenen adventitiellen Zellelemente. Zum Gefäß hin begrenzt ihn die 400—600 Å dicke Basalmembran des Endothels bzw. das äußere Blatt ihrer Duplikatur, nach außen eine etwa gleich dicke Basalmembran, die die an ihn angrenzenden Strukturen bedeckt und auch die zahlreichen fingerartigen Fortsätze auskleidet, mit denen der perivasculäre Raum in diese vordringt und sich oft sogar in ihnen verzweigt (Abb. 13b). Durch diese Fortsetzungen und Verzweigungen des Perivasculärraumes ist seine Weite von Schnitt zu Schnitt recht verschieden. Sie beträgt meistens zwischen 0,5 und 2 μ, die Fortsetzungen nicht mitgerechnet. Diese sind unter Umständen mehrere μ lang, selten aber, einschließlich der sie auskleidenden äußeren Basalmembran, breiter als 1 μ. Sie können ganz vom Fortsatz einer Adventitiazelle ausgefüllt, aber auch frei von cellulären Elementen sein. Dann kann sich der Perivasculärraum gelegentlich soweit verengen, daß sich die gegenüberliegenden Basalmembranen

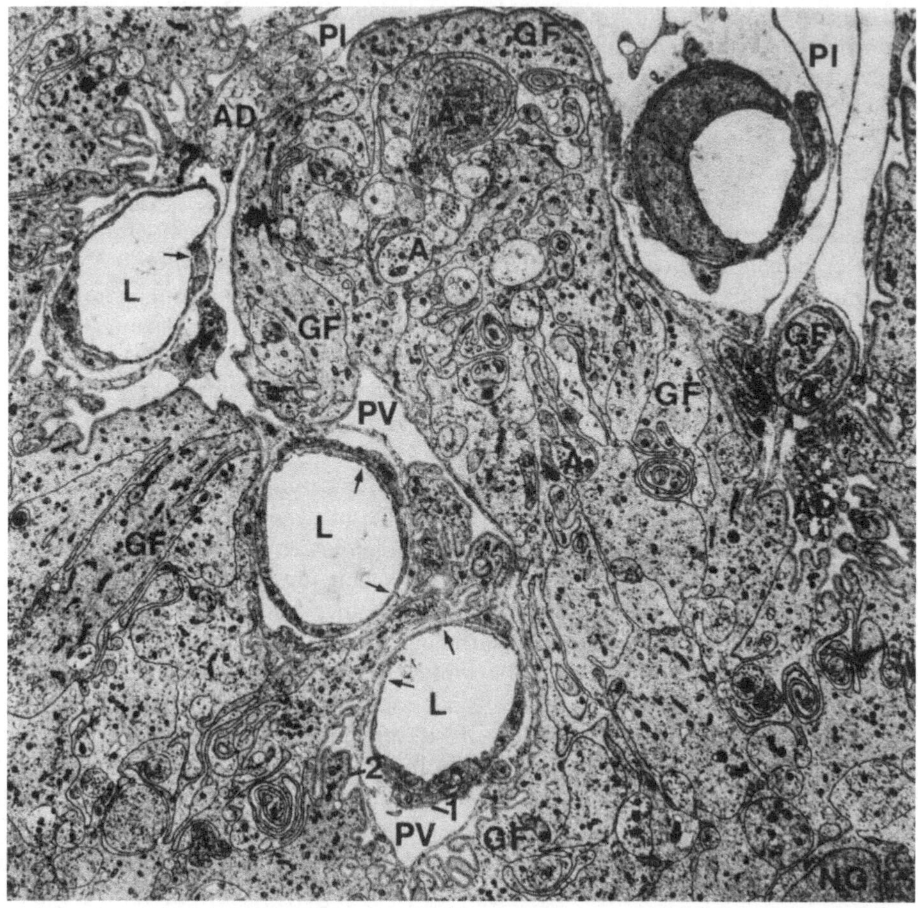

a

Abb. 13. a Aus dem intrapialen Primärplexus in die Lamina terminalis vorgedrungene Capillaren des Außennetzes. *L* Lumen der Außennetzcapillaren. Pfeile: Fensterungen des Capillarendothels. Das piale Interstitium (*PI*) setzt sich in die Perivasculärräume (*PV*) der Außennetzcapillaren fort, die Adventitiazellen (*AD*) enthalten. 1 Endothelbasalmembran, 2 äußere Basalmembran der Perivasculärräume. In der Lamina terminalis Zellkern (*NG*) und Fortsätze von Gliazellen (*GF*) sowie Axone (*A*). Vergr. 4300fach. b Schematische Darstellung der Verzweigungen der perivasculären Räume

berühren. Ausnahmsweise verschmelzen sie auch über eine kurze Strecke zu einer Lamina densa, zwischen zwei Laminae rarae.

An den Perivasculärraum grenzen Gliazellen, die Endigungen von Glia- und Tanycytenfortsätzen sowie die Endigungen von Axonen (Abb. 16a, b, c). Die Glia- bzw. Tanycytenfortsatzendigungen enthalten in ihrem Cytoplasma mehr oder weniger zahlreiche Mitochondrien, spärlich Anschnitte eines glatten endoplasmatischen Reticulum, nur selten ein mit Ribosomen besetztes Ergastoplasmaprofil, dafür aber reichlich freie Ribosomen, meist als Polysomen angeordnet.

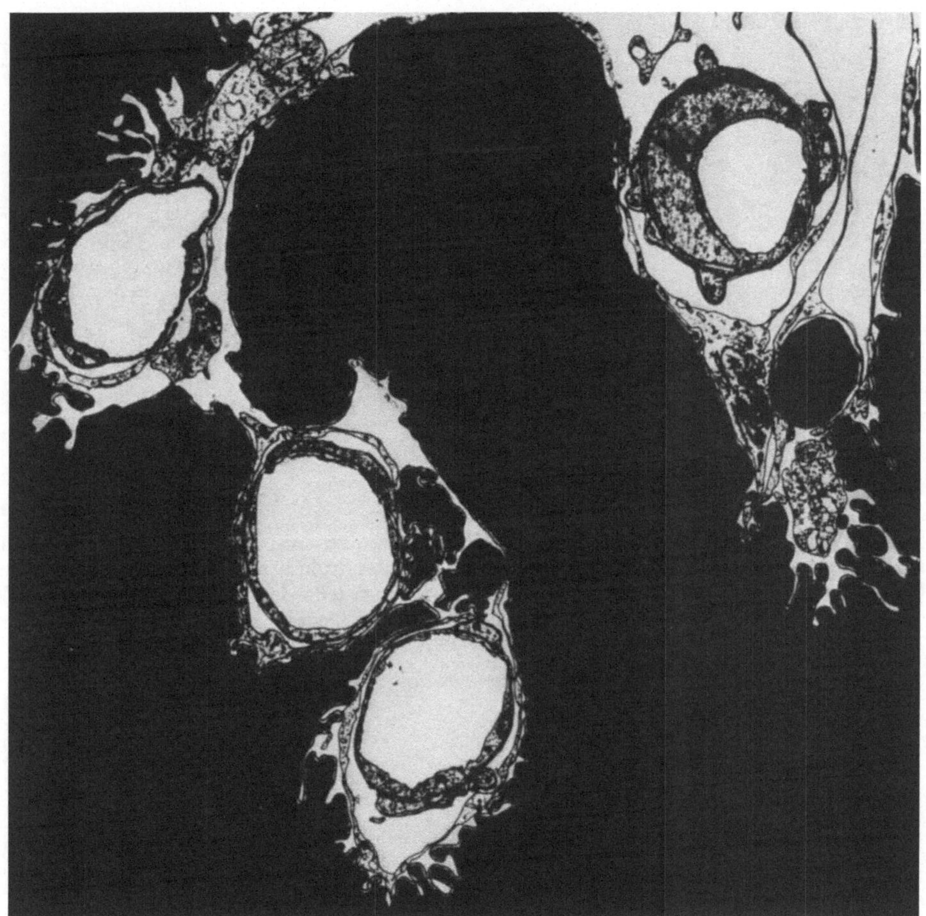

Abb. 13 b

Dazwischen verlaufen in unterschiedlicher Zahl Filamente sowie einige Tubuli von etwa 200 Å.

Je nach ihrem Gehalt an diesen Cytoplasmakomponenten, besonders an Filamenten, sind die Fortsatzendigungen unterschiedlich strukturdicht. In manchen von ihnen findet man die Tubuli von einem dichten Material erfüllt und an einigen Stellen erweitert, insbesondere an ihren Enden, die im Schnitt dann kolbenförmig erscheinen (Abb. 16a und b). Gelegentlich steht auch ein Tubulus mit einem der zahlreichen Granula in Verbindung, die — von unregelmäßiger Form (600—1600 Å Durchmesser) und elektronenoptisch unterschiedlicher Dichte — das Cytoplasma dieser Fortsatzendigungen aufweist. Größere dichte Gebilde entstehen vermutlich durch Zusammenschluß solcher Granula. Jedenfalls kann man in diesen mitunter noch globuläre, vesiculäre und tubuläre Elemente erkennen (Abb. 16b).

Selten grenzen Gliazellen direkt mit ihrem Perikaryon an den perivasculären Raum der Außennetzcapillaren. Meistens enden sie mit mehr oder weniger langen Fortsätzen an ihm. Kurze Gliafortsätze haben unregelmäßige Konturen und häufig

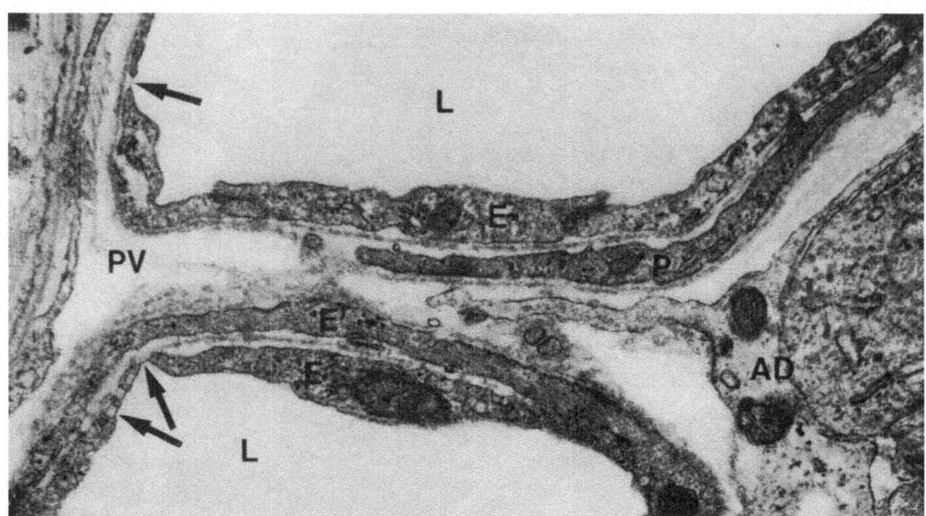

Abb. 14. Außennetzcapillaren. *L* Lumen, *PV* Perivasculärraum. Pericytenfortsatz (*P*) und Endothelabspaltung (*E'*) lassen sich in ihrer Cytoplasmastruktur nicht unterscheiden. Pfeile: Fensterungen des Capillarendothels (*E*). * Abzweigungsstelle der Endothelabspaltung, *AD* Adventitiazelle. Vergr. 24000fach

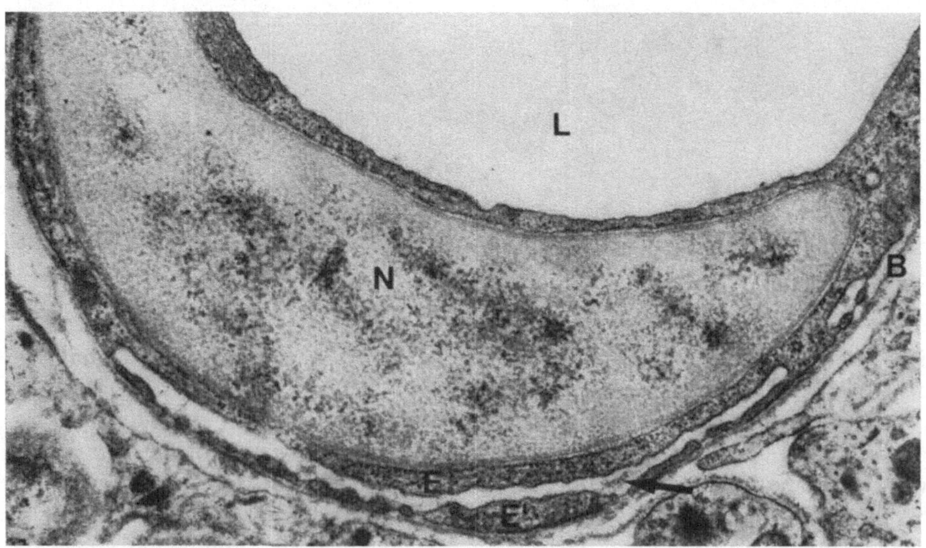

Abb. 15. Außennetzcapillare. Fenestrierte Abspaltung (*E'*) des die Peripherie des Endothelzellkerns (*N*) bedeckenden Endothelcytoplasmas (*E*). Pfeil: Im Cytoplasmaspalt feinfilamentäres Material von der Dichte der Lamina densa der endothelialen Basalmembran (*B*). *L* Capillarlumen. Vergr. 24000fach

ein relativ strukturarmes Cytoplasma, das vorwiegend Filamente enthält. Lange Gliafortsätze lassen sich von den sog. Tanycytenfortsätzen der Ependym- und Subependymzellen kaum unterscheiden. Die Tanycytenfortsätze verlaufen meist

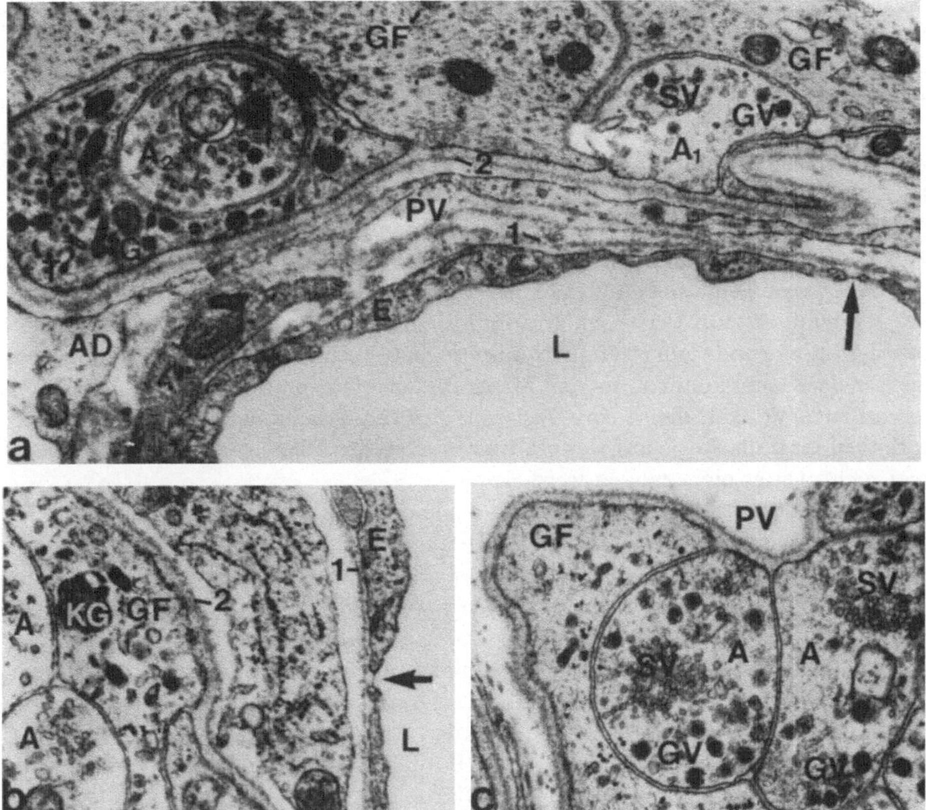

Abb. 16. a Außennetzcapillare. *L* Lumen, *E* Endothel (Pfeile: Fensterungen), *PV* Perivasculärraum, 1 Endothelbasalmembran, *AD* Adventitiazelle. Am Perivasculärraum endigen, von der äußeren Basalmembran (2) bedeckt, Glia- bzw. Tanycytenfortsätze (*GF*) sowie ein Axon (*A₁*). Der gliöse Fortsatz in der linken Bildecke — wahrscheinlich ein Tanycytenfortsatz — enthält elektronendichte Granula (*G*) sowie kolbenförmige oder tubuläre Gebilde (*T*) mit elektronendichtem Inhalt; das Axon enthält synapsenähnliche (*SV*) und granulierte Vesikel (*GV*). Ein weiteres Axon (*A₂*) erreicht den Perivasculärraum nicht in dieser Schnittebene. Vergr. 24000fach. b Glia- bzw. Tanycytenfortsatzendigungen am Perivasculärraum einer Außennetzcapillare mit elektronendichtem Konglomerat (*KG*) aus granulären und vesiculären bzw. tubulären Strukturen. Symbole wie in Abb. 16a. Vergr. 24000fach. c Am Perivasculärraum endigende Axone. Symbole wie in Abb. 16a. Vergr. 24000fach

zu mehreren gebündelt und haben ein gleichmäßig dickes Kaliber. Sie verzweigen sich vielfach gegen Ende ihres Verlaufes und begrenzen — mit mehreren Endfüßen untereinander verflochten — palisadenartig den Perivasculärraum, der zwischen sie vordringen kann und in den auch sie manchmal fingerartig vorstoßen. Während ihres Verlaufs ist ihr Cytoplasma durch längsgerichtete Filamentbündel und Mitochondrien, in den Endfüßen vorwiegend durch die beschriebenen elektronendichten Tubuli und Granula charakterisiert.

Die Zellmembranen der Glia- und Tanycytenfortsätze sind, soweit sie an den Perivasculärraum grenzen bzw. in diesen vorstoßen, von der äußeren Basalmembran des Perivasculärraumes bedeckt. Sie weisen gelegentlich verschiedene Abschnürungsstadien stachelsaumbesetzter Vesikel auf. Das der Zellmembran anliegende Cytoplasma bildet in unregelmäßigen Abständen verdichtete Zonen, in die Gliafilamente einstrahlen.

Den Intercellulärraum zwischen den Glia- und Tanycytenfortsätzen findet man zum Perivasculärraum hin oft über eine je nach Schnittrichtung mehr oder weniger lange Strecke durch Maculae occludentes verschlossen.

Zwischen den Glia- und Tanycytenfortsätzen enden gelegentlich Axone an der äußeren Basalmembran des perivasculären Raumes (Abb. 16a und c). Sie enthalten in ihrem Cytoplasma neben Mitochondrien und Neurotubuli synapsenartige Vesikel, die man oft zum Perivasculärraum hin an der Zellmembran angehäuft findet sowie größere runde oder länglich ausgezogene Vesikel, die ebenfalls elektronenoptisch leer sein können, in der Mehrzahl aber einen dichten Kern enthalten (granulierte Vesikel, dense core vesicles). Auf die Größenverteilung dieser sekretorischen Granula sowie auf weitere Einzelheiten der Ultrastruktur der Axone soll hier nicht weiter eingegangen werden.

Wo die perivasculären Räume der Außennetzcapillaren mit dem intrapialen Raum in Verbindung stehen, gehen ihre angrenzenden Strukturen ohne scharfe Grenze in das Stratum marginale gliae der Laminaoberfläche über, da diese in der „Tiefe" der bereits mehrfach erwähnten medianen Laminafurche ebenfalls von Gliazellen, Glia- und Tanycytenfortsätzen sowie Axonen gebildet wird. Dementsprechend setzen sich die äußeren Basalmembranen der perivasculären Räume in die etwa 800 Å dicke Basalmembran der Laminaoberfläche fort, die einen Teil der die gesamte Hirnoberfläche bedeckenden Basalmembran darstellt.

Rostralwärts, das heißt gegen die „Ränder" der Mittelfurche zu, erreichen Axone in der Regel nicht mehr die Oberfläche der Lamina terminalis. Man findet aber noch zahlreiche Tanycytenfortsatzendigungen, die hier neben Gliazellen und deren Fortsätzen das Stratum marginale gliae der Laminaoberfläche darstellen. Lateral wird schließlich das Stratum marginale nur noch von nichtependymalen Gliazellen und -fortsätzen gebildet. Diese enthalten reichlich Gliafilamente, die in verdichtete Zonen des Cytoplasmas einstrahlen, das an die Laminaoberfläche bildenden Zellmembranen angrenzt. Diese äußeren Zellmembranen weisen gelegentlich die „rauhe" Form der Mikropinocytose auf. Die Gliafortsätze sind vielfach ineinandergestülpt und umeinander gewickelt, so daß sich ihre Zellmembranen im Schnitt oft als „finger-print"-ähnliche Profile darstellen. Ihr Intercellularspalt kann bis zu etwa 0,2 µ erweitert sein, andererseits bilden benachbarte Zellmembranen häufig Maculae occludentes aus. Zur Laminaoberfläche hin findet man den Intercellularspalt zwischen den Gliazellen und -fortsätzen regelmäßig durch Zonulae occludentes verschlossen (Abb. 17). Hierauf wird in der Diskussion noch näher eingegangen.

5. Die Capillaren des Sekundärplexus

Die Capillaren des Sekundärplexus haben prinzipiell dieselbe Ultrastruktur wie die Außennetzcapillaren. Ihr Endothel weist von einem Diaphragma verschlossene Fensterungen auf und enthält die bereits bei den Capillaren des intrapialen Primärplexus beschriebenen Cytoplasmakomponenten. Auch hier sind Pericyten sowie Endothelabspaltungen vorhanden, die in ihrem Cytoplasma dem Endothel ähneln

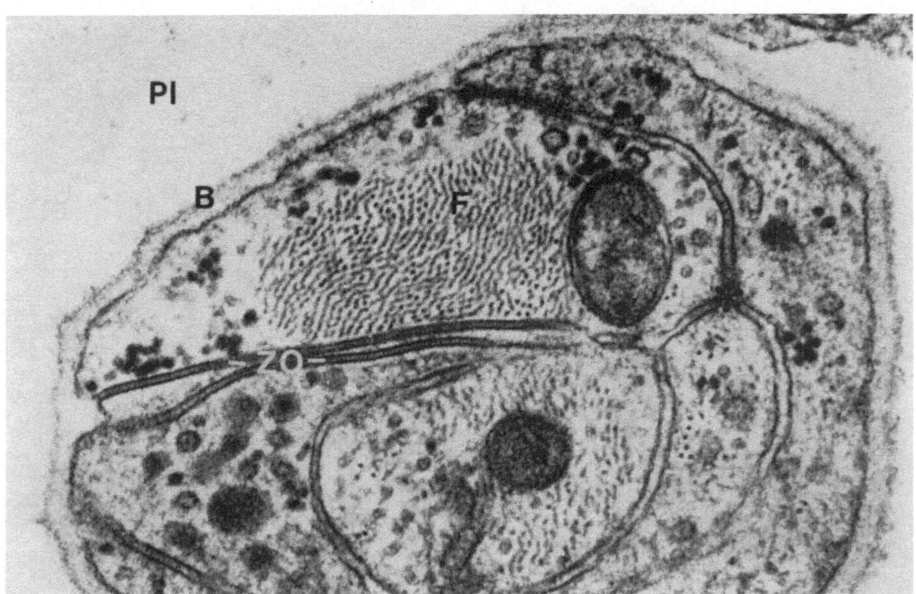

Abb. 17. Tangentialschnitt durch Gliafortsatzendigungen der Laminaoberfläche. Zum pialen Interstitium (PI) hin sind Zonulae occludentes (*ZO*) ausgebildet. * Maculae oder tangential getroffene Zonulae occludentes, *F* Gliafilamente, *B* Basalmembran der Laminaoberfläche. Vergr. 61 000fach

und die von einer Duplikatur der Endothelbasalmembran eingescheidet werden. Zwischen dieser und einer äußeren Basalmembran — beide etwa 600 Å dick —, die die angrenzenden Strukturen bedeckt, umgibt ein perivasculärer Raum die Capillaren des Sekundärplexus. Er enthält die bereits oben beschriebenen adventitiellen Zellelemente.

Einen in der Regel nur schmalen Perivasculärraum und ein relativ kleines Lumen (4—6 μ) haben die Capillaren, die das subependymale Capillarnetz mit dem Außennetz verbinden. Ihr Endothel ist meist reich an Endothelfenstern.

Unterschiedlich reich gefenstert sind die subependymalen Capillaren, deren Perivasculärraum bis zu 5 μ breit sein kann (Abb. 18 und 19a) sowie die Capillarschlingen und -knäuel, die man gelegentlich im Schnitt mit unterschiedlichem Kaliber zu mehreren in einem gemeinsamen Perivasculärraum findet. Die Entfernung des Perivasculärraumes einer subependymalen Capillare von der Ventrikeloberfläche kann unter Umständen nur wenige μ betragen (Abb. 18).

Das Endothel der in etwa dorsoventral ausgerichteten subependymalen Capillaren ist arm an Fensterungen oder sogar fensterlos.

Die perivasculären Räume der subependymalen Capillaren senden im Gegensatz zu denen der Außennetzcapillaren keine Fortsätze oder gar Verzweigungen in die angrenzenden Strukturen (Abb. 18 und 19a). Diese werden von Ependym- und Subependymzellen gebildet bzw. deren Fortsätzen, die oft zirkulär um den Perivasculärraum verlaufen. Sie enthalten mehr oder weniger zahlreiche Filamente, so daß ihr Cytoplasma unterschiedlich dicht erscheint, außerdem Tubuli mit elektronendichtem Inhalt sowie unregelmäßige Granula, die wiederum mit

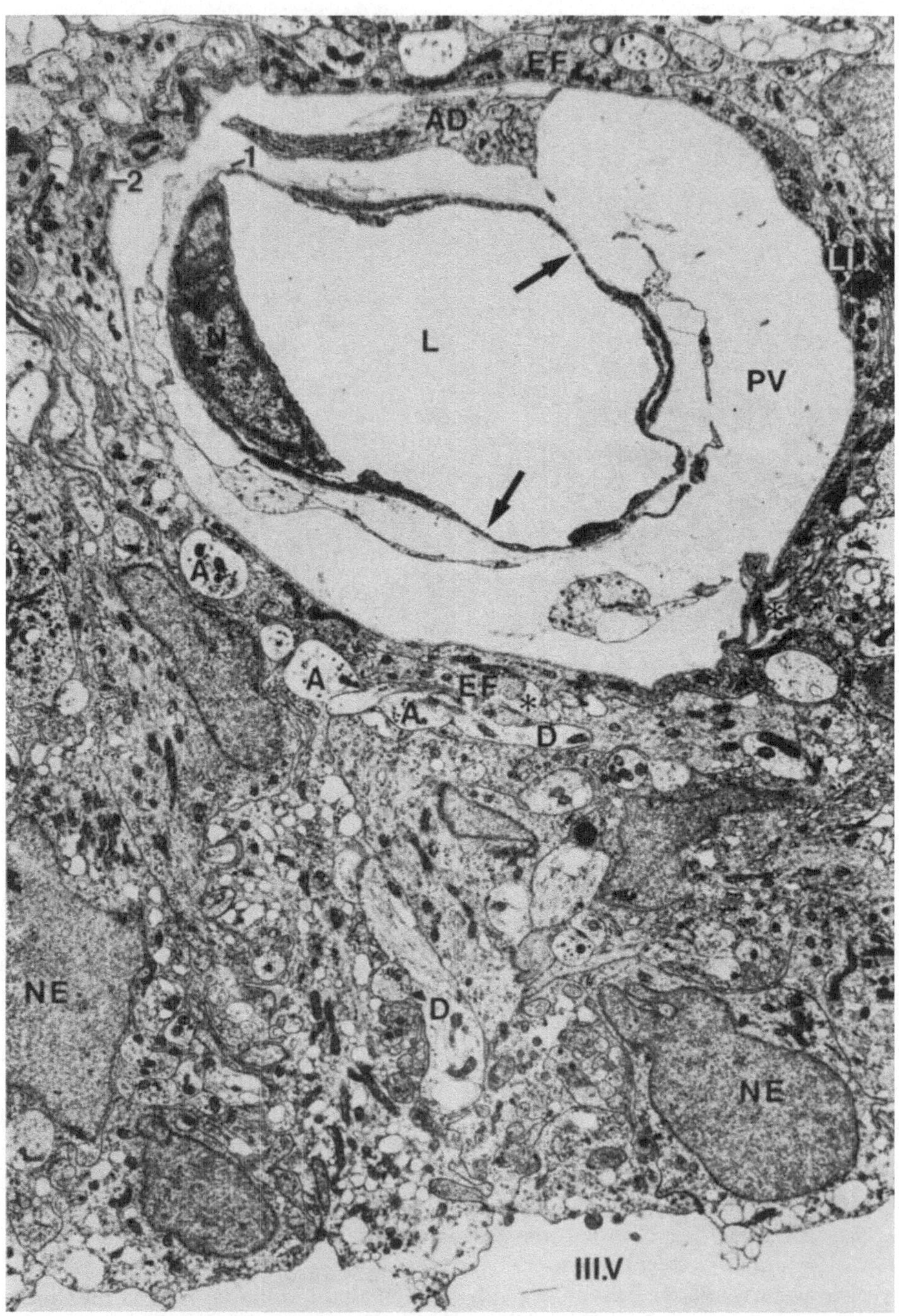

Abb. 18. Subependymale Capillare mit weitem Perivasculärraum (*PV*). *L* Capillarlumen, *N* Endothelzellkern, Pfeile: Endothelfenster, 1 Endothelbasalmembran mit Abzweigungen in den Perivasculärraum, *AD* Adventitiazelle. Axone (*A*) sowie Dendriten bzw. Parenchymzellfortsätze (*D*) erreichen die äußere Basalmembran (2) des Perivasculärraumes nicht. Dieser wird von Ependym- oder Subependymzellfortsätzen (*EF*) begrenzt, deren Intercellulärräume erweitert sein können (*). *LI* Lipoidtropfen, *NE* Ependym- oder Subependymzellkern, *III.V* III. Ventrikel. Vergr. 5700fach

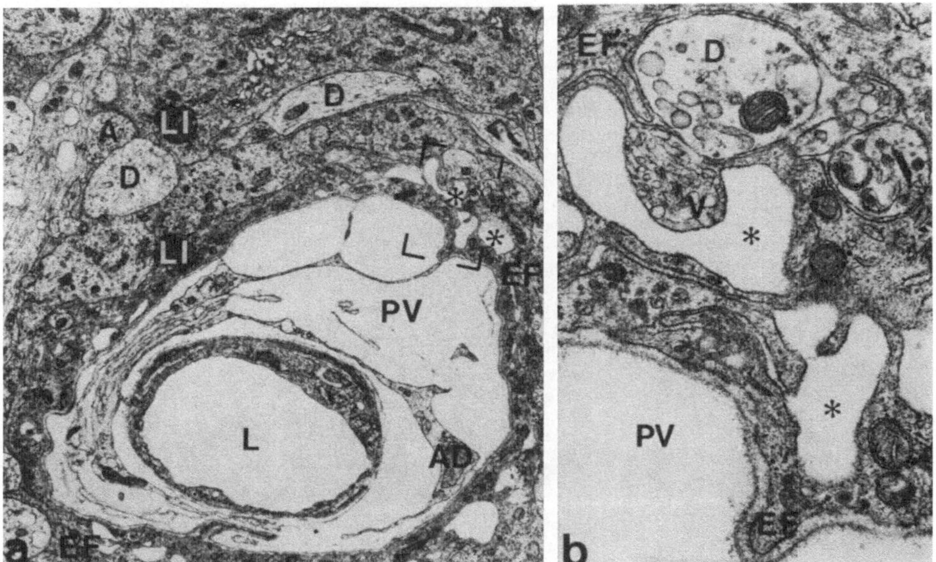

Abb. 19. a Subependymale Capillare mit weitem Perivasculärraum. Symbole und Erläuterungen wie in Abb. 18. Das markierte Areal entspricht Abb. 19 b. Vergr. 5400fach. b In die erweiterten Intercellulärräume ragt eine zahlreiche Vesikel (*V*) enthaltende Cytoplasmaprotrusion einer Glia- bzw. Ependymzelle. Bilddetail aus Abb. 19a. Symbole wie in Abb. 18. Vergr. 23000fach

einem der Tubuli in Verbindung stehen können. Gelegentlich findet man Lipoidtropfen (Abb. 18 und 19a). Auch hier bilden benachbarte Zellmembranen der ependymalen Gliazellen bzw. Zellfortsätze zum Perivasculärraum hin sowie weiter proximal gelegentlich Maculae occludentes.

Dazwischen kann der Intercellulärraum erweitert sein (Abb. 18, 19a und b). Abb. 19a und b zeigen eine Erweiterung des Intercellulärraumes von über 0,5 μ, in die das angrenzende Ependymzell-Cytoplasma, das zahlreiche Vesikel enthält, protrusionsartig vorragt. Hierauf soll in der Diskussion noch näher eingegangen werden.

Zwischen den Ependym- bzw. Subependymzellen und deren Fortsätzen verlaufen Axone, die im Gegensatz zu den Außennetzcapillaren in der Regel nicht bis zur äußeren Basalmembran des Perivasculärraumes vordringen (Abb. 18 und 19a). Sie enthalten granulierte und elektronenoptisch leere Vesikel und bilden gelegentlich Synapsen mit Dendriten, die zumindest zu einem Teil Parenchymzellfortsätze darstellen, auf deren Ultrastruktur jedoch ebenso wie auf die der Axone nicht näher eingegangen werden soll. Die Dendriten enden oft kolbenförmig zwischen den Ependym- und Subependymzellen, erreichen aber wiederum in der Regel nicht den Perivasculärraum.

6. Die Gefäße des Ventrikelbodens im Bereiche des Recessus opticus

Wie bereits im lichtmikroskopischen Teil erwähnt wurde, kann auf einem Horizontalschnitt durch die beiden lateralen Hörner, mit denen der Recessus

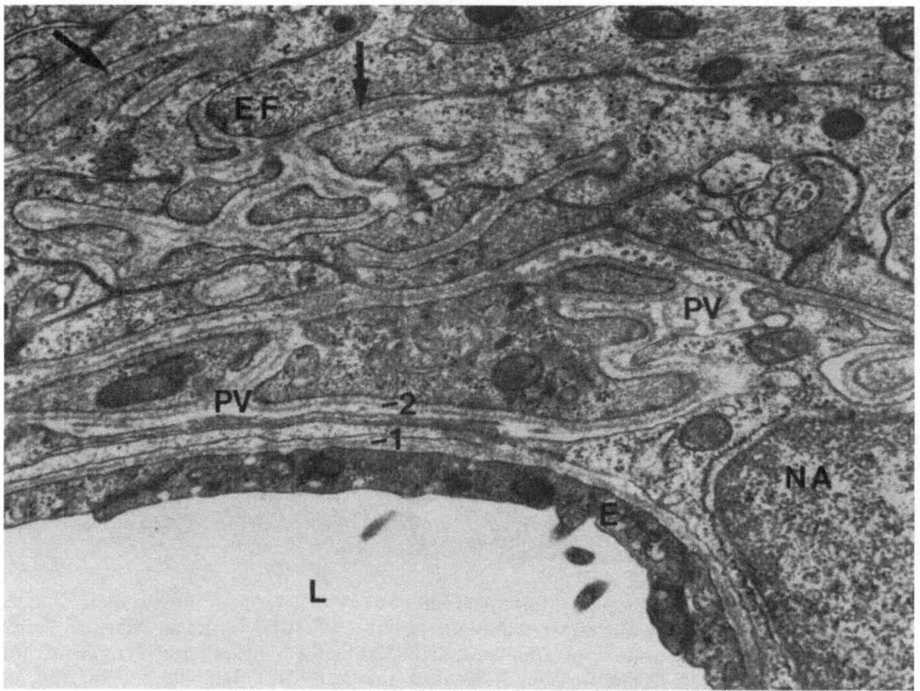

Abb. 20. Capillare im Boden des Recessus opticus. *L* Capillarlumen, *E* Endothel, 1 Endothel-basalmembran, *NA* Zellkern einer Adventitiazelle. Die äußere Basalmembran (2) des schmalen Perivasculärraumes (*PV*) bildet Duplikaturen und solide Abzweigungen (Pfeile) zwischen den angrenzenden Ependymzellen bzw. -zellfortsätzen (*EF*). Vergr. 22800fach

opticus rostral endet, das Bild einer „Crista supraoptica" vorgetäuscht werden. Die zwischen den beiden Recessushörnern im Schnitt getroffenen Capillaren entsprechen in ihrem Feinbau denen, die dorsal vom Chiasma opticum im Boden des Recessus opticus des III. Ventrikels gefunden werden.

Im Gegensatz zu den spezifischen Capillaren des OVLT ist ihr Endothel nicht gefenstert. Das Cytoplasma ihrer Pericyten ist oft auffallend strukturarm. Sie besitzen keinen oder einen nur schmalen (bis etwa 1 µ) perivasculären Raum. Dieser sendet zwischen die angrenzenden Ependym- und Gliazellen Fortsätze, die von seiner äußeren Basalmembran ausgekleidet werden. Da die Breite dieser Fortsätze meist weniger als 0,2 µ beträgt, berühren sich die beiden Blätter der Basalmembranauskleidung vielfach. Oft verschmelzen sie sogar zu einer soliden Basalmembran, d. h. zu einer Lamina densa zwischen zwei Laminae rarae (Abb. 20).

Einige Gefäße weisen nur solche soliden Abzweigungen ihrer äußeren Basalmembran auf.

Von den Basalmembranen des Endothels der Gefäße, die keinen Perivasculärraum besitzen — bzw. deren Duplikaturen um Pericyten —, können ebenfalls solide Abzweigungen ausgehen.

Indem sich diese Basalmembranabzweigungen ihrerseits verzweigen, bilden sie zwischen den Zellmembranen der angrenzenden Ependym- und Gliazellen Basal-

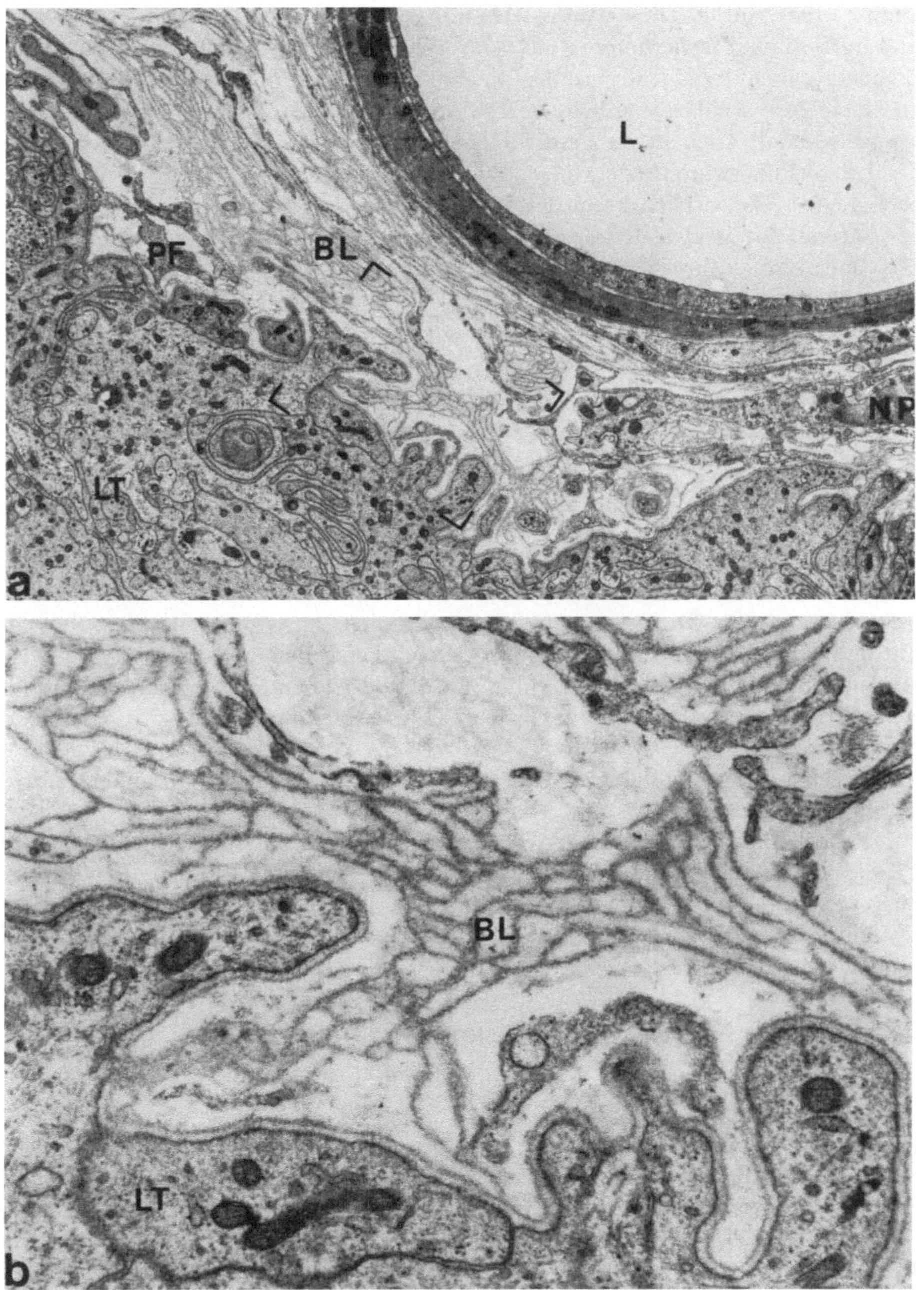

Abb. 21. a Basalmembran-Lamellensystem (*BL*) in den ventro-caudalen Partien des intrapialen Primärplexus. *LT* Lamina terminalis, *NP* Zellkern und *PF* Fortsätze retikulärer Pia-
mater-Zellen, *L* Lumen einer kleinen, dorsocaudalwärts die Lamina durchlaufenden Arterie.
Vergr. 5400fach. b Das in a eingezeichnete Areal stärker vergrößert. Vergr. 23000fach

membranlabyrinthe. Diese können bis auf 0,5 µ gegen den Ventrikel vordringen und auch einmal isoliert vom Gefäß im Schnitt getroffen sein. Wo benachbarte Zellmembranen der Ependymzellen an eine solide Basalmembranabzweigung oder an einen Perivasculärraum bzw. dessen Ausläufer grenzen, sind Zonulae occludentes ausgebildet. Auch an der Ventrikeloberfläche verschließen Zonulae occludentes den Intercellulärraum. Auf sie folgen Zonulae adhaerentes und häufig auch Maculae occludentes. Dazwischen kann der Intercellulärraum bis zu 0,2 µ erweitert sein.

Lateral der beiden Recessushörner findet man kleine Venen. Die äußeren Basalmembranen ihrer perivasculären Räume weisen ebenfalls meist kurze solide Abzweigungen auf.

Auch die kleinen Arterien, die die Lamina terminalis durchlaufen und unter dem Ependym der Ventrikelseitenwände nach caudal ziehen, senden solide Abzweigungen ihrer äußeren Basalmembran zwischen die angrenzenden Glia- bzw. Ependymzellen.

7. Besonderheiten der Basalmembranen der Gefäße des OVLT

In den perivasculären Räumen der spezifischen Capillaren des OVLT findet man oft netzartige Strukturen, die — wie Schnittserien zeigen — Anschnitte vielfach verzweigter Lamellensysteme darstellen (vgl. Abb. 21 a und b). Ihre elektronenoptische Dichte entspricht der Lamina densa von Basalmembranen. Tatsächlich kann man beobachten, daß sie aus Abspaltungen der die perivasculären Räume innen und außen begrenzenden Basalmembranen hervorgehen. Es handelt sich also sehr wahrscheinlich um ein System unregelmäßig verzweigter Basalmembranblätter.

Zwischen diesen findet man gelegentlich Kollagenfibrillen, „desmale" Mikrofibrillen und elastische Fasern.

Auch die Basalmembranen der Laminaoberfläche und der Gefäße des intrapialen Primärplexus können durch Verzweigungen Lamellensysteme bilden, und zwar am ausgeprägtesten im ventralen und caudalen Bereich der medianen Laminafurche, wo diese sich nur flach in die am Chiasma opticum ansetzende Laminabasis einsenkt (Abb. 21 a und b).

Diskussion

A. Diskussion der Methodik

Palay *et al.* (1962) und Pease (1962) beschrieben die Perfusion des Blutgefäßsystems mit Osmiumsäure bzw. mit Formaldehyd als Fixierungsmethode für die Elektronenmikroskopie. Inzwischen gilt die Perfusionsfixation zumindest für das Hirngewebe als die Methode der Wahl (z.B. Peters, 1970). Die in der Einleitung erwähnten elektronenmikroskopischen Untersuchungen am OVLT der Ratte (Leveque *et al.*, 1967; Röhlich und Wenger, 1969) bzw. des Kaninchens (Weindl *et al.*, 1967, 1968) wurden — abgesehen von Usui (1968), der die Ependymzellen des Gefäßorgans der Ratte nach Ventrikelperfusion mit Osmiumtetroxid beschrieb — an immersionsfixiertem Material vorgenommen. Die Fixation durch Immersion ist jedoch für elektronenmikroskopische Untersuchungen am OVLT wenig geeignet, da die an der Hirnbasis schwer zugängliche Region der Lamina terminalis kaum in der für die Immersionstechnik unabdingbar kurzen Zeit freipräpariert und herausgeschnitten werden kann, ohne daß beim Manipulieren am unfixierten Gehirn in der mit beiden Hemisphären und dem Chiasma opticum verbundenen Lamina terminalis Zerreißungen oder zumindest „dark neurons" (Cammermeyer, 1961; Mugnaini, 1965) entstehen. Um letztere zu vermeiden, verblieben die Gehirne nach der Perfusion bis zur Präparation noch für mindestens weitere 3 Std in der Schädelkapsel, eingetaucht in die zur Perfusion verwendete Fixationslösung.

Auch die intravitalen Leptomeninxverhältnisse lassen sich nur durch die Perfusionsfixation befriedigend darstellen (Andres, 1967a, b).

Das von Sabatini *et al.* (1963) als Fixans in die Elektronenmikroskopie eingeführte Glutaraldehyd hat nach den Erfahrungen in unserem Laboratorium (Rothmann, unveröff.) und nach Angaben der Literatur (Übersicht bei Peters, 1970) gegenüber der Osmiumsäure verschiedene Vorteile. Unter anderem coaguliert es nicht das Blut, dringt schneller in das Gewebe vor und fixiert die Myelinscheiden besser. Während Palay *et al.* (1962) vor der Perfusion mit Osmiumsäure ein gefäßerweiterndes Mittel und Heparin verabreichten sowie das Gefäßsystem mit einer Salzlösung spülten, kann bei der hier beschriebenen Perfusionstechnik (Rothmann, unveröff.) auf gefäßerweiternde Mittel und Heparin verzichtet werden, nicht aber auf eine Vorspülung.

Da EEG-Ableitungen von epiduralen Elektroden in Vorversuchen gezeigt hatten (Laas und Schwendemann, unveröff.), daß die hirnelektrische Aktivität bei Durchspülung des Gefäßsystems mit körperwarmem Periston (Druck: 120 cm Wassersäule) mindestens 60 sec anhält und da andererseits erst nach einer Spülzeit von 30 sec in den vielfach anastomosierenden, Verzweigungen und Schlingen bildenden Capillaren des Außen- und Innennetzes des OVLT keine Erythrocyten mehr zu finden waren, setzten wir die Dauer der Spülperfusion auf etwa 45 sec fest.

Wir erzielten mit der beschriebenen Perfusionsfixierung in Verbindung mit einer (Immersions-)Nachfixierung mit Chrom-Osmiumsäure (Dalton, 1955) in der Regel gleichmäßig gute Ergebnisse. Nur die perivasculären Strukturen der subependymalen Capillaren waren in einigen Fällen nicht optimal fixiert. Das Fixans erreichte möglicherweise in diesen Fällen das subependymale Capillarnetz durch die wenigen englumigen Capillaren, die wahrscheinlich — abzweigend vom Außennetz des OVLT — dessen Zuflüsse darstellen (s.u.), nicht schnell genug.

Außerdem waren mit dieser Methode einzelne Mitochondrienschwellungen nicht immer zu vermeiden. Häufig findet man dabei eine umschriebene Stelle der Mitochondrienmembran ballonartig bis zu einem Durchmesser aufgetrieben, der etwa der Mitochondrienbreite entspricht.

Diese Mitochondrienschwellungen können — als Artefakte — ebenso wie Erweiterungen des endoplasmatischen Reticulum und des Golgi-Apparates durch Verunreinigungen entstehen (z.B. Peters, 1970), die das handelsübliche Glutaraldehyd enthält. Diese Verunreinigungen haben ein Absorptionsmaximum bei 235 nm und werden nach Fahimi und Drochmans (1965, 1966, 1968) durch Acrolein oder saure Glutaraldehyd-Oxidationsprodukte verursacht, nach Robertson und Schultz (1970) durch ein Dimer ungesättigter α, β-Aldehyde. Letztere Autoren fanden allerdings nach Perfusion mit einem durch beträchtliche Mengen dieses Dimers „verunreinigten" Glutaraldehyd besser erhaltene Strukturen als nach Perfusion mit einem durch Destillation gereinigten.

Wir verzichteten deshalb auf eine Reinigung des Glutaraldehyds, wie sie von Fahimi und Drochmans (1965, 1968) angegeben wird sowie auf eine spektrographische Kontrolle des Reinigungsgrades.

Zwischen den beiden im Handel bezogenen Glutaraldehydlösungen unterschiedlichen Reinheitsgrades (s. Methodik) konnten wir, was die Qualität der Fixierung betrifft, keine Unterschiede feststellen.

B. Diskussion der Befunde

1. Die Besonderheiten der Angioarchitektonik sowie der Ultrastruktur der Gefäße

Das Gefäßorgan weist, wie alle circumventriculären Organe der Säuger (Hofer, 1958, 1965), eine intensive Blutversorgung auf. Diese veranlaßte, wie in der Einleitung bereits erwähnt wurde, Hofer (1958) und Mergner (1959, 1961) zu der Bezeichnung OVLT.

Auch Wislocki und King (1936) haben bereits darauf hingewiesen, daß neben der elektiven Färbbarkeit mit Vitalfarbstoffen die besondere Vascularisierung der „supraoptic crest" mit der anderer circumventriculärer Organe, vor allem der Area postrema und dem Subfornicalorgan, vergleichbar ist. Insbesondere machen die Autoren, die einen Primärplexus von einem Sekundärplexus unterscheiden, auf die Ähnlichkeit mit dem Gefäßverhalten des Infundibulum aufmerksam.

Die Besonderheiten der Vascularisierung des OVLT zeigen sich sowohl in der Architektonik als auch in der Feinstruktur der Gefäße und sollen im folgenden zunächst besprochen werden. Dabei werden die in dieser Arbeit dargestellten licht- und elektronenmikroskopischen Befunde am Gefäßorgan der Ratte mit denen anderer Autoren am OVLT und an den übrigen circumventriculären Organen verglichen und — sofern sie unsere bisherigen Kenntnisse über den Aufbau des Organs erweitern — interpretiert.

Die arteriellen Zuflüsse des Gefäßorgans wurden von Mergner (1959, 1961) beim Kaninchen, Goldhamster und Affen, von Duvernoy und Koritké (1964) bei der Katze sowie von Duvernoy et al. (1969) beim Menschen beschrieben.

Bei der Ratte habe ich in Stufenschnitten einige der in die Pia mater eintretenden arteriellen Gefäße in ihrem Verlauf durch die Cisterna praechiasmatica zurückverfolgt und dabei festgestellt, daß sie — wie inzwischen auch von Wenger und Aros (1971) beschrieben — aus den Aa. praeopticae, direkten Abzweigungen der Aa. cerebri anteriores, hervorgehen. Es muß allerdings weiteren Untersuchungen vorbehalten bleiben, Zahl und genauen Verlauf der das Gefäßorgan versorgenden Äste der Aa. praeopticae bei der Ratte zu ermitteln bzw. zu klären, ob diese die einzigen Zuflüsse des Gefäßorgans darstellen. Mergner (1959, 1961) beobachtete nämlich beim Kaninchen, Goldhamster und Affen, daß zwar unter den präoptischen Seitenstämmen, die von den beiden Aa. cerebri anteriores — bzw., wenn eine A. communicans anterior ausgebildet ist (Goldhamster, Affe), gelegentlich auch von dieser — ausgehen, je ein kräftiges Gefäß, die „A. praeoptica dextra und sinistra" (Mergner, 1959) gegen die rostrale Wandung der Lamina terminalis ziehen, daß aber nur die A. praeoptica einer Seite mit ihren Ästen das OVLT mit Blut versorgt. Auch beschreiben Duvernoy et al. (1969)

beim Menschen vier arterielle Zuflüsse des Gefäßorgans: Einen medianen und ventralen Arterienstamm, der an der Unterseite des Chiasma vom Plexus periinfundibularis ausgeht und um den Chiasmarand nach oben zum ventralen Teil der Lamina terminalis zieht, zwei laterale Arterien, die von der linken und rechten A. cerebri anterior abzweigen sowie einen dorsalen medianen Zufluß, der meist aus der A. communicans anterior, gelegentlich aber auch von einer der Aa. cerebri anteriores stammt.

Die Feinstruktur der Arterien der Cisterna praechiasmatica unterscheidet sich nicht von der anderer Arterien des Subarachnoidalraums, die von Pease und Molinari (1960) und von Hager (1961) beschrieben wurden. Bemerkenswert sind jedoch die periadventitiellen Mesothelscheiden dieser Gefäße, auf die später noch näher eingegangen wird.

Die Gefäßkonvolute, die in der Pia mater aus den Arterien der Zisterne hervorgehen, ordnen sich zu einem mehr ventral gelegenen medianen und zwei dorsalen lateralen Gefäßkomplexen an. Alle drei Komplexe stellen m. E. Anteile des intrapialen Primärplexus dar. Zwar erstrecken sich die beiden dorsolateralen Gefäßkomplexe bei der Ratte über die Lamina terminalis hinaus nach dorsal und rostral auf die Gyri diagonales. Auch verlaufen die von ihnen in die Lamina terminalis eindringenden arteriellen Gefäße — meist von Venen begleitet — nach dorsocaudal, ohne zum Aufbau des spezifischen Gefäßsystems des OVLT beizutragen. Doch können vom medianen Gefäßkomplex ausgehende kleinste Arterien und Arteriolen ebenfalls ohne Beziehung zu den Gefäßen des OVLT die Lamina terminalis durchlaufen, obgleich die ventralsten von ihnen in der Regel, bevor sie in den Seitenwänden des III. Ventrikels nach caudal ziehen, Äste zum Sekundärplexus abgeben. Im übrigen lassen sich die drei Gefäßkomplexe nicht streng voneinander abgrenzen, da die beiden lateralen in der Mittelebene untereinander und ventral mit dem medianen Komplex anastomosieren. Besonders ein oder zwei Arterien, die dorsal aus der Zisterne in die Pia mater eintreten, sind zwar mit einigen Ästen am Aufbau der laterodorsalen Gefäßkomplexe beteiligt, ziehen aber mit ihrem Hauptstamm in einem von dorsal nach ventrorostral gerichteten Bogen in den medianen Gefäßkomplex weiter. Obwohl die beiden laterodorsalen Gefäßkomplexe also nicht unmittelbar mit dem spezifischen Gefäßsystem des OVLT in Verbindung stehen, wurden sie doch zum intrapialen Primärplexus gerechnet, da sie zu dessen Hauptfunktion beitragen, der Verteilung des an die Lamina terminalis herangeführten Blutes (Wislocki und King, 1936; Mergner, 1959, 1961).

Mergner (1961) beschreibt bei einer Affenart (Oedipomidas oedipus L.) ebenfalls zwei dorsolaterale und einen ventromedianen Gefäßkomplex des intrapialen Primärplexus.

Wie in der Einleitung bereits erwähnt, werden aufgrund von lichtmikroskopischen Untersuchungen eine äußere und eine innere Zone des OVLT unterschieden (Wislocki und Leduc, 1952; Hofer, 1958; Mergner, 1959, 1961; Campos-Ortega und Ferres-Torres, 1965). Die „Innenzone" ist reich an gliösen und neuronalen Elementen, aber arm an Gefäßen, die „Außenzone" ist der „Teil der Lamina terminalis, der stark mit Gefäßbindegewebe durchsetzt ist, zwischen dem sich Gruppen von Gliazellen unregelmäßig verteilt finden können" (Hofer, 1965). Gegen die Pia mater ist die „Außenzone" lichtmikroskopisch schlecht abzugrenzen, während sie von der inneren Zone zumindest an einigen Stellen deutlich durch eine doppelseitige Grenzfläche getrennt wird, den Membranae limitans gliae und piae, die protuberanzenartig verzahnt erscheinen können (Mergner, 1959, 1961; Hofer, 1965; Campos-Ortega und Ferres-Torres, 1965). Kawakatsu (1961) fand allerdings keine deutliche Zonengliederung der Lamina terminalis der Ratte. Auch wurden bei einigen Species andere Zoneneinteilungen beschrieben (Lit.: Hofer, 1965).

Im elektronenoptischen Bild stellt man zunächst einmal fest, daß um die perivasculären Räume der Außennetzcapillaren keine „Membrana limitans gliae" im eigentlichen Sinne ausgebildet ist, da die perivasculären Räume nicht nur von den Zellmembranen gliöser Elemente, sondern auch von Axonen begrenzt werden, die gelegentlich bis zur äußeren Basalmembran der perivasculären Räume vordringen. Dabei ist die Verzahnung dieser Zellmembranen mit den perivasculären Räumen und deren vielfach verzweigten Ausläufern sowie den darin enthaltenen basalmembranlosen Adventitiazellen viel intensiver, als lichtmikroskopisch vermutet werden konnte.

Verfolgt man die perivasculären Grenzmembranen, die lichtmikroskopischen Untersuchungen zufolge die „Außenzone" von der „Innenzone" trennen sollen, im Elektronenmikroskop, so grenzt man von den gliösen und neuronalen Elementen der „Innenzone" eine „Außenzone" ab, die nur noch aus den Capillaren des Außennetzes sowie deren perivasculären Räumen und den darin enthaltenen adventitiellen Zellelementen besteht. Zwar kann man im Schnitt von den Außennetzcapillaren und deren perivasculären Räumen umgebene Inseln gliösen und neuronalen Gewebes finden, in den perivasculären Räumen gelegentlich sogar Anschnitte einzelner Tanycyten- bzw. Gliazellfortsätze sowie Axone, doch zeigen Schnittfolgen, daß diese Glia- bzw. Axon-„Inseln" stets mit dem übrigen gliösen und neuronalen Gewebe der Lamina-„Innenzone" verbunden sind.

Bei der Darstellung der elektronenmikroskopischen Befunde wurde deshalb auf die Begriffe „Innenzone" und „Außenzone" verzichtet und statt dessen von Gefäßen gesprochen sowie deren perivasculären Räumen und Adventitiazellen, die in der Lamina terminalis das Außennetz und den Sekundärplexus des OVLT darstellen. Auch die Capillaren des letzteren müßte man anderenfalls mit ihren perivasculären Räumen und ihrem adventitiellen Bindegewebe von den angrenzenden — hier in der Regel rein gliösen — Strukturen der sog. „Innenzone" trennen und zur „Außenzone" rechnen, da sich die perivasculären Grenzmembranen der Außennetzcapillaren kontinuierlich in die der Capillaren des Sekundärplexus fortsetzen. Tatsächlich wurde bereits lichtmikroskopisch beobachtet, daß das Bindegewebe der Außenzone mit Gefäßen „fontänenartig" bis unter das Ependym vordringt (Mergner, 1959).

Im elektronenmikroskopischen Bild läßt sich die Lamina terminalis von der ihr aufliegenden Pia mater ebenfalls klar abgrenzen. Dabei findet man die Intima piae, zu der sich die Pia-mater-Zellen basalmembranlos an der Oberfläche der Lamina terminalis anordnen, eng mit den Vorstülpungen und Einbuchtungen der von Basalmembran bedeckten Laminaoberfläche verzahnt. Daher können die beiden Grenzflächen lichtmikroskopisch oft nicht getrennt werden.

Eine Abgrenzung der Capillaren des Außennetzes vom intrapialen Primärplexus, die lichtmikroskopisch bei der Ratte ebenso wie bei einigen anderen Species — z.T. vom Alter der Tiere abhängig (Hofer, 1965) — nicht oder weniger gut gelingt als bei den von Mergner (1959, 1961) beschriebenen Kaninchen und Affen, ist auch elektronenmikroskopisch nicht streng durchzuführen.

Besonders in sagittalen Schnittebenen kann man vielfach beobachten, daß im medianen Gefäßkomplex aus kleinsten Arterien und Arteriolen in den von caudal nach dorsocaudal aufgefächerten Verlaufsrichtungen Met- oder Endarteriolen (s. später) und schließlich Capillaren hervorgehen, die — in die Lamina terminalis eingedrungen — Fensterungen aufweisen. Umgekehrt werden die gefensterten Capillaren des Außennetzes im intrapialen Primärplexus zu nicht fenestrierten Venolen, die schließlich in kleinste Venen einmünden. Da dabei der mediane Gefäßkomplex des intrapialen Primärplexus in der von ventral nach dorsal tiefer und enger werdenden medianen Laminafurche zunehmend in die Lamina terminalis eingebaut wird, findet man einerseits gelegentlich ungefensterte Capillaren bzw. Endarteriolen oder Venolen, die bereits vollständig von den gliösen und neuronalen Elementen der Lamina terminalis umgeben sind, andererseits Capillaren, die, obwohl noch nicht in die Lamina terminalis eingedrungen, bereits Endothelfenster aufweisen.

Allerdings erlauben nur Schnittserien, nicht aber einzelne Gefäßanschnitte eine hinreichend sichere Unterscheidung der verschiedenen Gefäßstrecken der Endstrombahn, die — teilweise bedingt durch unterschiedliche Anwendungsbereiche (Vital-, Licht- und Elektronenmikroskopie) — nicht einheitlich definiert sind (Lit.: Illig, 1961; Hammersen, 1971).

In Übereinstimmung mit Movat und Fernando (1963) sowie Fernando und Movat (1964a, 1964b), die — ¦wenn auch für Gefäße in extrakraniellem Bindegewebe — eine von Benninghof (1930) in die Lichtmikroskopie eingeführte Typisierung der arteriellen Gefäßstrecke für den ultrastrukturellen Bereich modifizierten, sollen in dieser Arbeit kleinste Arterien mit deutlicher Lamina elastica interna und mindestens einschichtiger, lückenloser Muscularis, „terminale arterioles" mit einschichtiger Muscularis und fehlender Lamina elastica interna sowie „metarterioles" mit nur lückenhafter Muscularis und allmählich die typischen Strukturmerkmale verlierenden Gefäßmuskelzellen unterschieden werden. Entsprechend einem Vorschlag von Hammersen (1971) werden allerdings die „metarterioles" als „Endarteriolen" und die „terminale arterioles" als „Arteriolen" bezeichnet.

Diese Gefäßabschnitte der terminalen Strombahn — kleinste Arterien, Arteriolen und Endarteriolen — weisen im intrapialen Primärplexus keine ultrastrukturellen Besonderheiten auf. Sie brauchen deshalb hier nicht weiter besprochen zu werden.

Durch die Kombination von vital-, phasenkontrast- bzw. licht- und elektronenmikroskopischen Untersuchungen konnte Rhodin (1967, 1968) zeigen, daß sich — im flächenhaft ausgebreiteten Gefäßnetz einer sehr feinen Muskelfaszie — der Durchmesser der Gefäßlumina bei Immersionsfixierung in situ mit 2%igem Glutaraldehyd oder 1%igem Osmiumtetroxid nicht ändert und als weiteres Kriterium zur Definition der verschiedenen Abschnitte der terminalen Strombahn herangezogen werden kann. ·

Allerdings sind Gefäßweite und Struktur der Gefäßwand bei Immersionsfixierung — wie Phelps und Luft (1969) für die Arteriolen des Frosch-Mesenteriums nachweisen konnten — vom Kontraktionszustand der Media abhängig, bei der in der vorliegenden Arbeit angewandten Fixierung durch Perfusion möglicherweise auch vom Perfusionsdruck. Dieser wurde zwar mit etwa 120 cm Wassersäule im Bereich des systolischen Blutdrucks gehalten, doch könnten die zahlreichen Anastomosen des Gefäßorgans zu unterschiedlichen Drucken in den einzelnen Gefäßprovinzen geführt haben.

Auf die Endarteriolen folgen die Capillaren. Dabei treten an Stelle der nur noch lückenhaften, undifferenzierten Gefäßmuskelzellen durch weitere Reduktion der Myofilamente sowie Zunahme der freien Ribosomen und des Ergastoplasmas Pericyten (Rhodin, 1968).

Zahlreiche der in den caudalen und dorsocaudalen Bezirken des medianen Gefäßkomplexes getroffenen Capillaren, die noch relativ filamentreiche Pericyten haben, stellen demnach Anschnitte des arteriellen Capillarschenkels dar. Dies zeigen auch Stufenserien, in denen man diese Capillaren gelegentlich bis in das Außennetz verfolgen kann. Wie beschrieben, ist ihr Endothel dabei zunächst noch regelmäßig, wenigstens 0,1 μ dick und enthält nicht mehr Mikropinocytosevesikel als reguläre Hirncapillaren, die durchschnittlich 8 Vesikel pro 1 μ Endothelquerschnitt aufweisen (Wolff, 1963). Doch folgen bald Endothelpartien, die bis auf etwa 500 Å verdünnt sein können und schließlich mehr oder weniger zahlreiche Fensterungen bilden. Gleichzeitig nimmt die Zahl der Mikropinocytosevesikel zu. Diese sind möglicherweise Ausdruck einer cytopemptischen Aktivität (s. später), können aber auch für die Dynamik der Endothelmembran, besonders für die Bildung und Rückbildung der Endothelfenster eine wichtige Rolle spielen (Wolff, 1966, 1967b; dort weitere Literaturhinweise).

Auf die möglichen Entstehungsmechanismen der Endothelfenster, die einen Durchmesser von etwa 500—600 Å aufweisen und stets von einem Diaphragma (Rhodin, 1962) verschlossen sind, soll im Rahmen dieser Arbeit nicht weiter eingegangen werden (vgl. dazu Rhodin, 1962; Elfvin, 1965; Hammersen, 1966: Wolff und Merker, 1966; Wolff, 1967b; Friederici, 1968).

Die Pericyten — bei den Capillaren des intrapialen Primärplexus teilweise noch relativ filamentreich — gleichen schließlich bei den Capillaren des Außennetzes und des Sekundärplexus in ihrer Ultrastruktur weitgehend dem Capillarendothel.

Auch Röhlich und Wenger (1969) geben an, daß Pericyten und Endothelzellen der Capillaren des OVLT der Ratte die gleiche elektronenoptische Dichte aufweisen. Dem Capillarendothel in ihrer Feinstruktur ähnliche Pericyten beobachteten ebenso Weindl et al. (1967) im Gefäßorgan des Kaninchens (Capillaren der Innenzone, Gruppe III), Rudert et al. (1966) im Subfornicalorgan des Kaninchens sowie Rohr (1966) im Subfornicalorgan der Katze. Rivera-Pomar (1966) beschreibt sie als „Hypendothelzellen" in der Area postrema der Katze.

Von diesen Pericyten lassen sich Endothelabspaltungen nur unterscheiden, wenn die Abzweigungsstelle im Schnitt getroffen ist. Schwink und Wetzstein (1966) konnten im Subcommissuralorgan von Sprague-Dawley-Ratten beobachten, daß sich in etwa den ersten zwei Lebenswochen von der basalen Cytoplasmamembran des Capillarendothels „Abzweigungen" als Membranpaare ins Innere der Endothelzellen einstülpen, und zwar entweder als ungerichtete, glatte Membranpaare, an deren Stelle man später Intercellularfugen findet, oder als mehr tangential verlaufende Membranpaare mit unregelmäßiger Kontur. Letztere gleichen bald der bei Ratten dieses Alters ebenfalls unregelmäßig konturierten Basalmembran der peripheren Endotheloberfläche und trennen basale Anteile des Endothelcytoplasmas mehr oder weniger weitgehend bzw. Pericyten vollständig vom Endothel (Schwink und Wetzstein, 1966, Abb. 5).

In diesem Zusammenhang ist interessant, daß im Gefäßorgan der Ratte die Basalmembranen der Capillarendothelien ebenso wie die äußeren Basalmembranen der perivasculären Räume bzw. in der medianen Laminafurche die Basalmembran der Laminaoberfläche Abspaltungen bilden, die sich ohne jede Regelmäßigkeit „frei" in den perivasculären Räumen bzw. der Laminamittelfurche verzweigen und wieder vereinigen. Es entsteht so ein lamelläres Basalmembransystem, das im Anschnitt ein netzartiges Bild bietet und sich von den Basalmembranlabyrinthen, die später noch besprochen werden, dadurch unterscheidet, daß die Basalmembranlamellen keinen Zellmembranen aufliegen. Zwischen den Basalmembranlamellen findet man nur gelegentlich Anschnitte adventitieller bzw. pialer Zellelemente, sowie Kollagenfibrillen, elastische Fasern und Mikrofibrillen.

Leonhardt (1968) hat unmittelbar unter dem Subcommissuralorgan des Kaninchens bis zu sechs jeweils durch einen mindestens 1000 Å breiten Spalt getrennte Lagen von Basalmembranen beobachtet, ohne daß der so entstandene Perivasculärraum immer Pericyten oder Adventitiazellen enthielt.

In der Area postrema der Katze fand Rivera-Pomar (1966) den Spalt zwischen Endothel und „Hypendothelzelle" gelegentlich erweitert und von einer Basalmembran mit retikulärer oder lamellärer Innenstruktur erfüllt. Auf ähnliche von Petry und Kühnel (1964) beschriebene Strukturen in der Basalmembran des Dottersackes von Meerschweinchen und Kaninchen macht der Autor aufmerksam.

Da die Basalmembran-Lamellensysteme des OVLT bei allen untersuchten Ratten gefunden wurden, ist es unwahrscheinlich, daß sie pathologische Veränderungen darstellen, wenngleich die unter bestimmten pathologischen Bedingungen entstehende Hyperplasie der Basalmembran ein sehr ähnliches Bild bieten kann (z.B. Hyperplasie der Basalmembran von Schwannschen Zellen und Axonen bei Regeneration peripherer Nerven sowie bei diabetischer und dysproteinämischer Neuropathie (Lit.: Babel et al., 1970). Auch beobachtete Schlote (1970) nach Teildurchtrennung des N. opticus (ohne Verletzung der A. n. optici) in dessen orbitalem Abschnitt in der Umgebung von Capillaren und Präcapillaren die Bildung vielschichtiger Basalmembranstapel in erweiterten extracellulären Räumen.

Nach den Untersuchungen von Rhodin (1968) am Gefäßnetz der Muskelfaszie wird im venösen Capillarschenkel der Pericytenbesatz dichter, bis schließlich — nach der von Rhodin (1967) angegebenen Fixierung in situ bei einem Durchmesser von etwa 30—50 μ — das Endothel von einem geschlossenen Pericytenmantel bedeckt wird. Gleichzeitig findet man im Cytoplasma der Pericyten vermehrt Filamente, während das granulierte endoplasmatische Reticulum sowie die freien Ribosomen wieder abnehmen: Die Ultrastruktur der Pericyten geht in die der Muskelzellen von Venolen über. Nach Rhodin (1968) weisen diese bei einem Durchmesser von 50—100 μ schließlich eine geschlossene Media aus typischen Muskelzellen auf („muscular venules").

Diesen allmählichen Übergang vom capillären in den venösen Gefäßabschnitt kann man auch im Gefäßorgan beobachten, wenn man in Stufenserien Capillaren des Außennetzes bis zu einem eindeutig als venös erkennbaren Gefäßteil verfolgt. Ihr gefenstertes Endothel geht dabei, wie beschrieben, in das besonders unregelmäßige und besonders vesikelreiche Endothel der Venolen über.

Die Periendothelzellen der Venolen und kleinsten Venen des intrapialen Primärplexus zeigen noch weitgehend die Strukturmerkmale von Pericyten. Auch die in Abb. 7 dargestellte Wand einer in der Cisterna praechiasmatica angeschnittenen Vene (Durchmesser über 30 μ) besitzt noch keine typischen Gefäßmuskelzellen.

Die Capillaren des Sekundärplexus weisen gegenüber den Capillaren des Außennetzes in ihrer Ultrastruktur keine weiteren Besonderheiten auf.

Nach der Klassifikation von Bennet, Luft und Hampton (1959) gehören demnach bei der Ratte Sekundärplexus- und Außennetzcapillaren — die spezifischen Capillaren des OVLT — zum Capillartyp A 2α (A = lückenlose Basalmembran, 2 = lückenloses Endothel mit Fensterungen oder Poren, α = lückenhafte Umhüllung durch pericapilläre Zellen) bzw. nach der durch Simon (1965) erweiterten Einteilung von Majno (1965) zum Typ II a (II = Endothel mit Fensterungen oder Poren, a = Poren mit Membranen).

Abweichend von diesem Capillartyp können allerdings bei den vertikal ausgerichteten, meist seitlich unter dem Ependym der Lamina terminalis verlaufenden Capillaren Fensterungen fehlen.

Eine Gefäßverbindung zwischen dem subependymalen Capillarnetz des OVLT und den lateral angrenzenden Hypothalamusregionen ist meines Wissens bei der Ratte noch nicht beschrieben worden. Duvernoy et al. (1969) beobachteten solche Gefäßverbindungen jedoch beim Menschen. Die Autoren beschreiben ein „réseau vasculaire superficiel" und ein „réseau vasculaire profond", die jeweils eine „zone supérieure" und eine „zone inférieure" erkennen lassen. Während beim Kaninchen und Affen (Mergner, 1959, 1961) das Blut vom intrapialen Primärplexus in das Außennetz und von diesem oder direkt vom intrapialen Primärplexus in den Sekundärplexus fließt, dann aber wieder in den intrapialen Primärplexus zurückkehrt, um dort schließlich in einen präoptischen Venenstamm zu münden, fehlt nach den Untersuchungen von Duvernoy et al. (1969) beim Menschen dem „réseau vasculaire superficiel" wahrscheinlich ein direkter venöser Abfluß. Vielmehr gelangt alles Blut vom oberflächlichen in das tiefe Gefäßnetz. Letzteres wird auch direkt durch Äste gespeist von Arteriolen, die sich — wie bei der Ratte — am Aufbau des oberflächlichen Netzes nicht beteiligen und nach Abgabe dieser Äste in die Seitenwände des III. Ventrikels weiterziehen. Vom tiefen Gefäßnetz fließt das Blut im Gefäßorgan des Menschen in der oberen Zone durch sehr feine Gefäße ab, die zunächst durch die benachbarten Hypothalamusgebiete ziehen, wo wahrscheinlich der Nucleus praeopticus periventricularis von Diepen (1962) liegt (Duvernoy et al., 1969), sich dann zu ein oder zwei kräftigeren, transversal verlaufenden Venen vereinigen und schließlich in die Venae cerebrales anteriores einmünden. Aus der unteren Zone des tiefen Gefäßnetzes fließt das Blut durch langgestreckte venöse Gefäße ab, die sich lateral mit Venen aus den die Ventrikelseitenwände bildenden Hypothalamusregionen vereinigen (Duvernoy et al., 1969).

Die Auswertung des vorliegenden Materials an Hand von Serienschnitten bzw. Stufenserien erlaubt, auch wenn die entsprechenden Gefäße eindeutig als Endarteriolen, als arterieller oder venöser Capillarschenkel oder als Venolen erkannt und in ihrem Verlauf verfolgt werden können, nur bedingt Aussagen über die Blutstromrichtung im OVLT der Ratte, da sich diese eventuell in bestimmten Abschnitten der teilweise netzartig anastomosierenden Gefäße den funktionellen Erfordernissen entsprechend umzukehren vermag.

Sehr wahrscheinlich sammelt sich jedoch im Gefäßorgan der Ratte der größte Teil des Blutes vom Außennetz wieder in den Venen des intrapialen Primärplexus, die von einer Mesothelscheide begleitet die Pia mater verlassen und in der Cisterna praechiasmatica rostralwärts ziehen, oder die innerhalb der Pia mater nach lateral verlaufen, wo sie nur bis zu den Grenzen der Lamina terminalis verfolgt wurden.

Ein geringerer Teil des Blutes könnte vom Außennetz durch die wenigen, englumigen „Verbindungscapillaren" in das subependymale Capillarnetz abfließen. Das im Gegensatz zu den zwar unterschiedlichen, überwiegend aber großkalibrigen subependymalen Capillaren in der Regel auffallend enge Lumen dieser „Verbindungscapillaren" spricht für einen ependymwärts gerichteten Blutstrom. Jedenfalls haben im Infundibulum die zuführenden Schenkel der bis zum Ependym reichenden Capillarschlingen (s. später) ein sehr feines Kaliber, während die rückläufigen Capillarschenkel bzw. die hier ebenfalls ein subependymales Netz bildenden Capillaren ein kräftigeres Kaliber aufweisen (Duvernoy und Koritké, 1964; Akmayev, 1971).

Wie beim OVLT des Menschen würde dann bei der Ratte das Blut vom subependymalen Capillarnetz des Gefäßorgans in die benachbarten Hypothalamusgebiete abfließen.

Die bei einigen Species beschriebenen Verbindungen zwischen den Gefäßen des OVLT und der Hypophyse (Mergner, 1961; Mellinger, 1964; Hofer, 1965; dagegen: Duvernoy et al., 1969) bzw. des Subfornicalorgans (Mergner, 1961) wurden von Wenger und Aros (1971) bei der Ratte nicht beobachtet.

Abschließend soll noch auf die Ähnlichkeit der Gefäßarchitektonik des OVLT mit dem Aufbau des Primärplexus des Hypophysenpfortadersystems eingegangen werden (Wislocki und King, 1936; Diepen, 1962, S. 177; Duvernoy und Koritké, 1964). Dem intrapialen Primärplexus, dem Außennetz und dem Sekundärplexus des Gefäßorgans vergleichbar gehen von dessen Mantelplexus (Romeis, 1940) kürzere Capillarschlingen ab sowie längere, die bis zum Ependym des Recessus infundibuli vordringen (Fumagalli, 1942 [Mensch]: „gomitoli"; Nowakowski, 1951 [Katze]: „infundibuläre Spezialgefäße"). Andere Gefäße aus dem Mantelplexus biegen unter dem Ependym um und bilden ein subependymales Gefäßnetz, dem sich auch einige der langen Capillarschlingen durch längs zum Ependym verlaufende Gefäße anschließen (Literaturübersichten zum „portalen Gefäßsystem" der Hypophyse z. B. Diepen, 1962; Duvernoy und Koritké, 1964, 1968).

Dieses subependymale Gefäßnetz anastomosiert auch hier mit den Gefäßen der angrenzenden Hypothalamusregionen (Mensch: Spanner, 1952; Ratte: Moll, 1958; Katze, Hund, Kaninchen bzw. Ente, Huhn, Taube: Duvernoy und Koritké, 1960, 1964, 1968; Hund und Katze: Török, 1964). Auch Wislocki und King haben bereits 1936 feine Capillarverbindungen zwischen Infundibulum und Tuber cinereum beim Affen und Menschen beschrieben, nehmen aber an, daß diesen Capillaren, in denen das Blut nach Ansicht der Autoren vom Hypothalamus zum Infundibulum fließt, keine Bedeutung zukommt, daß vielmehr im Gegensatz zu der zuvor von Popa und Fielding (1930) vertretenen Auffassung das Gefäßsystem von Hypothalamus und Hypophyse grundsätzlich getrennt sind. Dagegen beobachtete Török (1964) am lebenden Tier im subependymalen Gefäßnetz einen vom Infundibulum zum Tuber, vor allem aber zum medialen Capillarnetz des Nucleus arcuatus gerichteten Blutstrom, dem möglicherweise eine wichtige „feedback"-Funktion zukommt. Duvernoy und Koritké (1968) halten allerdings auch eine umgekehrte Stromrichtung für möglich.

2. Zur Funktion des OVLT

Die Frage nach der Funktion des OVLT bleibt weiterhin unbeantwortet. Die zahlreichen Hypothesen, die hierzu formuliert wurden, müssen jedoch z.T. aufgrund der vorliegenden Untersuchungen modifiziert werden.

Die besondere Lage des Gefäßorgans zwischen dem III. Ventrikel und dem Subarachnoidalraum läßt einen funktionellen Zusammenhang mit der Resorption, der Produktion oder der Kontrolle des Liquor cerebrospinalis vermuten.

Weindl et al. (1967b), die beim Kaninchen die Beziehungen des subarachnoidalen Liquorraumes zur rostralen Laminaoberfläche bzw. zu der diese bedeckenden pialen Leptomeninx sowie die Beziehungen der Leptomeninx zu den Gefäßen der Cisterna praechiasmatica und des intrapialen Primärplexus elektronenmikroskopisch untersuchten, nehmen an, daß der Liquor externus bis zur Basalmembran der Laminaoberfläche vordringt: „Nahe der Lamina terminalis legen sich Bindegewebszellen — nicht ganz lückenlos — mit ihren Ausläufern, zwischen die Kollagenfibrillen gestreut sind, als Pia mater aneinander... In Wirklichkeit dringt jedoch Liquor zwischen die piale Umhüllung und die wahre Oberfläche des Organs vor. Diese ist keineswegs glatt; der basalmembranbegrenzte äußere Liquorraum dringt vielmehr in weitverzweigten, bizarr geformten Einstülpungen tief zwischen die Astrocytenfortsätze der Außenzone ein; ..." „Durch seine tiefen basalmembranbegrenzten Einstülpungen zwischen die Astrocytenendfüße hat der Liquorraum eine erheblich vergrößerte Austauschfläche mit der Außenzone des Gefäßorgans."

Zwar findet man auch bei der Ratte piale Bindegewebszellen und -zellausläufer, die sich wie beim Kaninchen nahe der durch basalmembranbegrenzte Einstülpungen reich zerklüfteten Laminaoberfläche aneinanderlegen. Doch stellen diese nicht die ganze Pia mater dar, sondern nur die innerste Zellage des im Bereich der Lamina terminalis mächtig entwickelten pialen Reticulum, die „Intima piae" (Key und Retzius, 1875). Diese ist bei der Ratte ebenfalls nicht lückenlos, doch können Lücken auch schnittbedingt sein, da die Intima piae teilweise die basalmembranbegrenzten Einstülpungen der Laminaoberfläche überbrückt. Zum Subarachnoidalraum hin bildet das piale Zellreticulum ein geschlossenens Mesothel.

Dieses Mesothel, das bei der von Weindl et al. (1967a, b) angewandten Immersionsfixierung sehr leicht zerstört werden kann (Andres, 1967a, b, c), setzt sich an den Grenzen der Lamina terminalis in das Mesothel der regulär gebauten (s. unten) Pia mater fort und trennt somit vom Spatium subarachnoidale einen intrapialen Intercellulärraum.

Dieser erstreckt sich, wie hier erinnert werden soll, zwischen die von ihm eingeschlossenen Gefäßkonvolute — die Gefäße des intrapialen Primärplexus — und das piale Zellreticulum bis zur Basalmembran der Laminaoberfläche. Caudal setzt er sich in die perivasculären Räume der spezifischen Capillaren des OVLT fort, rostral kommuniziert er mit den perivasculären Spalträumen der Gefäße der Cisterna praechiasmatica, die durch Mesothelscheiden ebenfalls vom Subarachnoidalraum abgetrennt werden.

Ein Teil des Raumes, der von Weindl *et al.* (1967 b) zur Cisterna praechiasmatica gerechnet wird, gehört folglich zu diesem intrapialen Intercellulärraum, ebenso wie die von Weindl *et al.* (1967 b) beschriebenen „Gefäße der Cisterna praechiasmatica" teilweise zum intrapialen Primärplexus gehören. Die hieraus resultierenden Unstimmigkeiten wurden von den Autoren selbst bereits vermerkt: „Da im Subarachnoidalraum im allgemeinen nur größere Gefäße anzutreffen sind, ist es durchaus denkbar, daß die von uns beschriebenen ebenfalls bereits kleine Venen sind. Andererseits muß in der Cisterna praechiasmatica, die einen eigenständigen Abschnitt des äußeren Liquorraumes darstellt, nicht dasselbe gelten wie im Subarachnoidalraum."

Die Pia mater im Bereiche der Lamina terminalis läßt sich prinzipiell mit der regulär gebauten Pia mater vergleichen, in die sie sich in der Cisterna praechiasmatica an den Grenzen der Lamina terminalis fortsetzt und die von Andres (1967 a, b, c) bei Katzen und Hunden beschrieben wurde. (Fixierungs- und Präparationsartefakte erklären abweichende Befunde früherer elektronenmikroskopischer Untersuchungen — Lit.: Andres, 1967 a, b, c.)

Diese weist ebenfalls retikuläre Zellen und Zellausläufer auf, die der Basalmembran der Hirnoberfläche als eine nicht ganz lückenlose Intima piae aufliegen und die sich an der Piaoberfläche zu einem geschlossenen Mesothel zusammenfügen. Der intrapiale Intercellulärraum, der dadurch auch hier vom Spatium subarachnoidale abgetrennt wird und der bis zur Basalmembran der Hirnoberfläche reicht, ist hier allerdings nur sehr schmal, zumal Mesothel und Intima piae hin und wieder verlöten. Schließt die Pia mater jedoch Gefäße ein, so ist der intrapiale Raum mehr oder weniger erweitert. Im Bereich der Lamina terminalis, wo die Gefäßkonvolute des intrapialen Primärplexus in das piale Zellreticulum eingebaut sind, entsteht so das beschriebene elektronenmikroskopische Bild — eine Pia mater, die selbst im Lichtmikroskop verdickt erscheint.

An den Eintrittsstellen der Arterien der Cisterna praechiasmatica in die Pia mater bzw. an den Austrittsstellen der Venen setzt sich das Mesothel der Piaoberfläche lückenlos in die Mesothelscheiden dieser Gefäße fort. Rostralwärts konnte ich die Mesothelscheiden einiger Arterien in Stufenserien bis zu deren Abgängen aus den Arteriae praeopticae verfolgen und dabei feststellen, daß letztere ebenso wie ihre Äste in ihrem Verlauf durch die Zisterne von Mesothel umscheidet sind. Diese Beobachtungen stehen wiederum in Einklang mit den Befunden von Andres (1967 a, b, c), der im Elektronenmikroskop bei Katzen und Hunden ein Cavum leptomeningicum fand, das — wie von Key und Retzius bereits 1875 lichtmikroskopisch beim Menschen beschrieben, in späteren Untersuchungen jedoch vielfach übersehen wurde (Lit.: Andres, 1967 b) — von einer geschlossenen Mesotheltapete ausgekleidet wird. Beim Eintritt der Arterien in den Subarachnoidalraum — für Venen gilt dasselbe in umgekehrter Richtung — umgibt das Mesothel der Arachnoideaunterseite die Gefäße mit Mesothelscheiden, die diese in ihrem

Verlauf durch den Subarachnoidalraum begleiten und an der Piaoberfläche in das piale Mesothel übergehen.

Ein von Mesothel ausgekleidetes Cavum leptomeningicum und damit eine Pia mater mit mesothelialer Oberfläche findet man allerdings bei etwa achtwöchigen Ratten — wie eigene Untersuchungen gezeigt haben (unveröff.) — außer in der Cisterna praechiasmatica nur dort, wo zwischen Dura mater und Hirnoberfläche größere Räume bestehen, so z.B. in der Cisterna cerebellomedullaris oder in der Fissura sagittalis. Im übrigen Bereiche der Konvexität bleiben piales und arachnoidales Bindegewebe als einheitliche Leptomeninx vereint, doch trifft man gelegentlich auf mehr oder weniger lange und ebenfalls von Mesothel ausgekleidete Fortsätze des Cavum leptomeningicum, die kanalartig in das leptomeningeale Bindegewebe vorstoßen. Vergleichbare Befunde wurden bei der Ratte bereits von Pease und Schultz (1958) berichtet, auch wenn die Feststellung der Autoren, daß kollagene Fasern frei im Liquorraum zu finden seien, wohl auf Zerreißungen des Mesothels (Immersionsfixierung) beruht. Beim Kaninchen scheint das Kanalsystem des Subarachnoidalraums engmaschiger zu sein als bei der Ratte (Wolff, 1967a). Nach den elektronenmikroskopischen Untersuchungen von Klika (1967) vollzieht sich beim Menschen die Ausbildung des Subarachnoidalraums im leptomeningealen Bindegewebe etwa im 7. Monat der Intrauterinentwicklung.

In der Feinstruktur ihres Cytoplasmas unterscheiden sich weder die retikulär noch die mesothelial angeordneten Zellen der die Laminoberfläche bedeckenden Pia mater von den von Pease und Schultz (1958), Andres (1967a, b, c) und Wolff (1967a) beschriebenen leptomeningealen Bindegewebszellen.

Daß das Mesothel mit dem darunterliegenden Bindegewebe eine Einheit darstellt, betonen aufgrund von lichtmikroskopischen Untersuchungen bereits Schaltenbrand und Bailey (1928) sowie Schaltenbrand (1955): „Eine Unterscheidung von einem unterliegenden Bindegewebe scheint aber in der Pia-Arachnoidea zu fehlen; sie (die Mesothelzellen, Anm. des Verf.) sind das Bindegewebe selbst. Allenfalls haben dort, wo mehrere Zellagen vorkommen, die einer freien Oberfläche zugekehrten Zellen eine plattere Form als die in der Tiefe liegenden" (Schaltenbrand, 1955, S. 45).

Leptomeningeale Bindegewebszellen, die ausnahmsweise Kinocilien ausbilden, wurden auch von Andres (1967b) beobachtet.

Auf die Frage, inwieweit fibroblastische Zellelemente sich unter physiologischen Bedingungen in histiocytäre umwandeln können, soll hier nicht weiter eingegangen werden. Im Experiment können sich jedenfalls Mesothelzellen abrunden, um als phagocytosebereite und Vitalfarbstoffe aufnehmende Elemente in den Liquor cerebrospinalis überzutreten (Schaltenbrand, 1955, S. 45, dort weitere Literatur).

Freie Makrophagen beobachteten Himango und Low (1971) in den lateralen Recessus des spinalen Subarachnoidalraums (zwischen den ventralen und dorsalen Wurzeln der Spinalnerven). Sie gleichen in ihrer Ultrastruktur völlig denen, die oben beschrieben und abgebildet wurden.

Da die Pia mater an ihrer Oberfläche ein lückenloses Mesothel ausbildet, das einen Teil des den gesamten subarachnoidalen Liquorraum auskleidenden Mesothels darstellt, braucht die im pialen Interstitium enthaltene Flüssigkeit mit dem Liquor cerebrospinalis nicht identisch zu sein. Wenn also entsprechend den physiologischen Untersuchungen von Sweet *et al.* (1954), Bowsher (1957, 1960), Sato und

Bering (1967), Lorenzo *et al.* (1970) u.a. Liquor zu einem Teil im Subarachnoidalraum gebildet wird bzw. zu einem Teil über die Gefäße der Pia mater abfließt, so muß dieser dabei das Mesothel passieren und zum Bestandteil der interstitiellen Flüssigkeit der Pia mater werden (Andres, 1967c).

Ob bei der Passage des Mesothels eine Stoffselektion stattfindet, sollte durch weitere Untersuchungen geklärt werden.

Im Bereich der Lamina terminalis weist das piale Mesothel relativ wenige Mikropinocytosevesikel auf. Untersuchungen am Mesothel des Peritoneums haben jedoch gezeigt, daß hier Mikropinocytosevesikel für die Passage von Peroxidase (s. später) keine oder eine nur geringe Rolle spielen. Dagegen dringt dieses Protein schon in wenigen Minuten durch die Intercellularfugen des peritonealen Mesothels (Karnovsky und Cotran, 1966; Cotran und Karnovsky, 1968).

Mesothelporen, die Andres (1967c) beschreibt, wurden nicht beobachtet. Auch ist das Mesothel im Bereiche der Lamina terminalis durch weitere Lagen von Piazellen verstärkt. Die plaque-förmigen Maculae occludentes dieser Zellen haben in erster Linie eine mechanische Funktion und können die Stoffpassage im Interstitium höchstens erschweren, nicht aber verhindern (Brightman und Reese, 1969).

Für den Stoffaustausch zwischen der interstitiellen Flüssigkeit der Pia mater und dem Blut kommen nicht nur die reichen Gefäßkonvolute des intrapialen Primärplexus in Betracht, sondern auch die Capillaren des Außennetzes — wobei deren „capillary loops" eine besondere Bedeutung zukommen könnte — und des Sekundärplexus. Da die perivasculären Räume dieser Capillaren Fortsetzungen des intrapialen Raumes darstellen, kann die in ihnen enthaltene Flüssigkeit frei mit der des pialen Interstitiums kommunizieren.

Im Gegensatz dazu enden im regulär strukturierten Hirngewebe die Virchow-Robinschen Räume vor Beginn der capillären Gefäßstrecke. Die Capillaren und Venolen, d.h. die für den Stoffaustausch entscheidenden Gefäßabschnitte der terminalen Strombahn, besitzen daher im Regelfalle im Gehirn keine perivasculären Räume und kein perivasculäres Bindegewebe. Vielmehr schließen Gliamanschetten — in der Regel von Astrocyten gebildet — direkt an die Basalmembran an, die das lückenlose und nicht fenestrierte Endothel dieser Gefäße umgibt und die auch die Pericyten mit Duplikaturen einscheidet (Farquhar und Hartmann, 1956; Maynard, Schultz und Pease, 1957; Hager, 1961; Nelson, Blinzinger und Hager, 1961; Shimoda, 1961; Cervós-Navarro, 1963; Wolff, 1963; Mugnaini und Walberg, 1964; u.a., s. auch Übersicht bei Lierse, 1968).

3. Zur Frage nach dem morphologischen Korrelat der Blut-Hirn-Schranke

Mit den elektronenmikroskopischen Befunden über die Strukturunterschiede zwischen Capillaren circumventriculärer Organe und regulären Hirncapillaren verbindet sich die Frage nach dem morphologischen Korrelat der Blut-Hirn-Schranke.

Die klassischen Versuche von Goldmann (1913) haben gezeigt, daß sich nach intravenöser Gabe von Trypanblau alle Gewebe des Organismus mehr oder weniger intensiv anfärben, während das Gehirn mit Ausnahme der Plexus chorioidei ungefärbt bleibt. In den Subarachnoidalraum injiziertes Trypanblau vermag dagegen in die Hirnsubstanz einzudringen. Der Farbstoff wird im Liquor nämlich nicht, wie im Blut, an Proteine gekoppelt. An Serumproteine gebundenes Trypanblau dringt ebenfalls nicht in den Cortex ein (Tschirgi, 1950). Weitere, in der Einleitung bereits zitierte Untersuchungen haben ferner gezeigt, daß sich außer den Plexus chorioidei auch die übrigen circumventriculären Organe des Gehirns elektiv mit Vitalfarbstoffen anfärben.

Ebenso lassen sich fluoresceinmarkierte Serumalbumine nach intravenöser Gabe im Bindegewebe der Gefäße der Plexus chorioidei, der Epiphyse, der Area postrema und des Tuber cinereum nachweisen, während ihre Fluorescenz im übrigen Gehirn auf das Lumen der Gefäße — gleich welchen Kalibers — beschränkt bleibt (Klatzo *et al.*, 1962, 1965).

Grundsätzlich kommen für den „Sitz der Blut-Hirn-Schranke" das Gefäßendothel (Spatz, 1934; Broman, 1949; Becker und Quadbeck, 1952; u.a.), die Basalmembran (Niessing und Rollhäuser, 1954), die perivasculäre Gliamembran (Schaltenbrand und Bailey, 1928; Hauptmann und Gärtner, 1932; Tschirgi, 1958: u.a.), alle diese Strukturen gemeinsam (z.B. Edström, 1958) oder aber auch keine dieser Strukturen, sondern eine intercelluläre Grundsubstanz (Hess, 1955) in Frage. Auf die zahlreichen Untersuchungen zu diesem Problem kann jedoch nicht näher eingegangen werden. Hier sollen nur die elektronenmikroskopischen Befunde erwähnt werden, die im Zusammenhang mit den besonderen Schrankenverhältnissen im OVLT von Interesse sind.

Nachdem lichtmikroskopische Untersuchungen von Wislocki und Leduc (1952) gezeigt haben, daß im Trinkwasser verabreichtes Silbernitrat in größeren Mengen im Gehirn nur in den elektiv mit Vitalfarbstoffen färbbaren Regionen gespeichert wird, konnten van Breemen und Clemente (1955) sowie Dempsey und Wislocki (1955 b) mit Hilfe des Elektronenmikroskops nachweisen, daß die Capillaren dieser Regionen — nämlich der circumventriculären Organe — im Gegensatz zu regulären Hirncapillaren perivasculäre Räume aufweisen und daß sich das Silbernitrat an den inneren und äußeren Basalmembranen dieser perivasculären Räume sowie den darin enthaltenen Kollagenfibrillen und Adventitiazellen ablagert. Das Endothel der von perivasculären Räumen umgebenen Capillaren enthält nur wenige (van Breemen und Clemente, 1955) oder gar keine (Dempsey und Wislocki, 1955 b) Silbergranula.

Dempsey und Wislocki (1955 b) vergleichen diese Beobachtungen mit der Speicherung von Silbernitrat im Interstitium des nichtnervösen Gewebes (Dempsey und Wislocki, 1955 a) und kommen zu dem Schluß, daß Silbernitrat nur dort die Blutbahn verlassen kann, wo perivasculäre Räume ausgebildet sind. Van Breemen und Clemente (1955) fanden allerdings bei regulären Hirncapillaren vereinzelte Silbergranula im Intercellularspalt zwischen Endothel und perivasculärer Gliamembran. Die Autoren konnten jedoch eine intercelluläre Wanderung dieser Silberkörnchen aus Regionen mit perivasculären Räumen nicht ausschließen. Ihrer Ansicht nach stellt die perivasculäre Gliamembran eine absolute Barriere für Silbernitrat dar, während das Endothel die Silbernitratpassage stark verzögert oder aber ebenfalls verhindert (van Breemen und Clemente, 1955).

Zunächst konnten keine Unterschiede in der Feinstruktur der Endothelzellen regulärer Hirncapillaren und der Capillaren der circumventriculären Organe bzw. des nichtnervösen Gewebes festgestellt werden. Zwar ist das Capillarendothel in den circumventriculären Organen in der Regel gefenstert, doch haben Anderson

(1965) nicht fenestrierte Capillaren auch in der Epiphyse beim Rind und Schaf, Rudert *et al.* (1966) im Subfornicalorgan beim Kaninchen und Andres (1965) im Subfornicalorgan beim Hund beschrieben.

Erst in neuerer Zeit haben Untersuchungen von Karnovsky (1965a, 1967) sowie Reese und Karnovsky (1967) gezeigt, daß intravenös injizierte Peroxidase (verwendet wurde Meerrettich-Peroxidase mit einem Molekulargewicht von etwa 40000), ein Protein, das sich elektronenmikroskopisch nachweisen läßt (Graham und Karnovsky, 1966), wohl das Endothel von Herzmuskel- und Skeletmuskelcapillaren, nicht aber das Endothel regulärer Hirncapillaren zu passieren vermag.

Bei den Muskelcapillaren wird dabei die Peroxidase einerseits in Mikropinocytosevesikeln, d.h. auf dem Wege der Cytopempsis (Moore und Ruska, 1957) durch das Endothel transportiert, durchdringt andererseits aber auch die Intercellularfugen sowie Schlitze oder Kanäle der endothelialen Zellhaften (Karnovsky, 1967). Wie Karnovsky (1967) mit Hilfe einer verbesserten Fixierungstechnik (Karnovsky, 1965b) sowie einer der Dehydrierung der Gewebsblöckchen vorangehenden Uranyl-Kontrastierung „en bloc" nachweisen konnte, verschmelzen nämlich im Bereiche dieser Zellhaften die äußeren Zellmembranblätter der Endothelzellen nicht überall, sondern lassen hin und wieder zwischen sich schmale Schlitze von etwa 40 Å frei („gap junctions"). Das heißt die mit früheren Präparationsmethoden als „quintuple-layered membrane" (Muir und Peters, 1962) erscheinenden Zellhaften dieser Capillaren bestehen streckenweise aus sieben Schichten. Auch bilden sie keine ringförmig geschlossenen Zonen (Karnovsky, 1967). Von „Zonulae occludentes", wie sie von Farquhar und Palade (1963) bei Epithelzellen beschrieben wurden, kann hier also nicht gesprochen werden. Circumferente „Zonulae occludentes" sind jedoch zwischen den Endothelzellen der regulären Hirncapillaren ausgebildet (Muir und Peters, 1962), deren äußere Zellmembranblätter auch bei der von Karnovsky (1967) angegebenen Methodik in diesen Zonen verschmolzen erscheinen („tight junctions", Reese und Karnovsky, 1967). Nur bis zu diesen „tight junctions" dringt Peroxidase in die Intercellularspalten der Endothelzellen vor. Auch durch Cytopempsis kann Peroxidase bei regulären Hirncapillaren das Endothel nicht passieren. Zwar nimmt ein kleiner Teil der Mikropinocytosevesikel Peroxidase auf. Doch wird Peroxidase nach intravenöser Gabe nie in Vesikeln gefunden, die mit der basalen Endothelmembran Kontakt haben (Reese und Karnovsky, 1967).

Nach Injektion in die Ventrikel kann Peroxidase — abgesehen von den noch zu besprechenden Ependymbezirken der circumventriculären Organe — in die Intercellularspalten der Ependymzellen eindringen, da diese zur Ventrikeloberfläche hin wiederum keine ringförmig geschlossene Zonulae occludentes ausbilden, sondern umschriebene Zellhaften — Maculae occludentes —, die zudem bei der von Karnovsky (1967) angegebenen Technik einen für die Passage von Peroxidase ausreichend breiten Spalt von 20—30 Å freilassen. Die Peroxidase gelangt dabei intercellulär nicht nur bis zu den Basalmembranen der Hirncapillaren, sondern durch diese hindurch bis in die endothelialen Intercellularspalten, wo sie allerdings bei regulären Hirncapillaren auch von dieser Seite die „tight junctions" nicht zu durchdringen vermag (Brightman, 1968; Brigthman und Reese, 1969).

Diese Untersuchungen an Mäusen beweisen, daß bei regulären Hirncapillaren das Endothel die Schranke für Proteine in der Größenordnung von Meerrettich-Peroxidase darstellt. Auch bei Urodelen lassen die Hirncapillaren, die bei diesen Species regulärer Weise von Bindegewebsräumen umgeben sind, in die Blutbahn injizierte Peroxidase nicht passieren, da deren Endothelzellen ebenfalls „tight junctions" ausbilden. (Necturus maculosus und Ambystoma: Bodenheimer und Brightman, 1968.) Dagegen ist beim Hai das Endothel der hier ebenfalls von perivasculären Räumen umgebenen Hirncapillaren (Long *et al.*, 1968) für Peroxidase permeabel, da diesen „tight junctions" fehlen. „Tight junctions" zwischen den perivasculären Astrocyten verhindern jedoch, daß Peroxidase aus dem pericapillären Raum in das Neuropil eindringt (Brightman *et al.*, 1970).

Weitere Untersuchungen haben gezeigt, daß die gefensterten Capillaren der Plexus chorioidei (Brightman, 1968, Maus; Hashimoto und Hama, 1968, Ratte), der Area postrema (Hashimoto und Hama, 1968, Ratte; Reese und Brightman, 1968, Maus), der Eminentia mediana (Reese und Brightman, 1968, Maus) sowie des Gefäßorgans (Weindl, 1969, Kaninchen) für Peroxidase permeabel sind. Nur in diesen und wahrscheinlich auch den anderen circumventriculären Organen verlassen im Gehirn nachweisbare Mengen dieses Proteins die Blutbahn, da die Endothelien größerer Hirngefäße sowie der Gefäße des Subarachnoidalraums ebenso wie das reguläre Capillarendothel für Peroxidase — zumindest bei der Maus — impermeabel sind (Reese und Karnovsky, 1967).

Dabei wird die Peroxidase nach den Befunden von Brightman (1968) bei den Plexuscapillaren der Maus in Mikropinocytosevesikeln durch das Endothel transportiert, kann wahrscheinlich auch durch die Intercellularfugen passieren, dringt aber nicht durch die Fensterungen der Endothelzellen hindurch.

Dagegen beobachteten Hashimoto und Hama (1968), daß bei den fenestrierten Capillaren der Area postrema die Peroxidase durch zentrale Kanäle des Diaphragmas der Fensterungen hindurchtritt, die elektronenmikroskopisch bei höherer Auflösung als zentrale Verdichtungen des Diaphragmas erscheinen (Rhodin, 1962) und von denen man bis dahin nicht wußte, ob sie Kanäle oder knopfartige Verdickungen darstellen. Die Autoren nehmen an, daß die Peroxidase dabei „filtriert" wird, da sie in den perivasculären Räumen stets sehr feine Granula, im Capillarlumen aber grobe Granula des Peroxidase-Reaktionsproduktes fanden.

Aus den Perivasculärräumen diffundiert die Peroxidase in die Intercellularspalten der angrenzenden Plexusepithel- bzw. Gliazellen und dringt auch in die Spalträume zwischen den Gliazellen und den an der äußeren Basalmembran endigenden Axonen ein. Sie wird aus diesen Räumen nicht nur von den Adventitiazellen, sondern auch von den Plexusepithel-, den Glia- und Ependym- sowie in geringeren Mengen von den Nerven- bzw. Parenchymzellen aufgenommen (Brightman, 1968; Hashimoto und Hama, 1968; Weindl, 1969).

Die äußeren und inneren Basalmembranen der perivasculären Räume sind somit für Proteine in der Größenordnung von Meerrettich-Peroxidase permeabel. Eine gewisse Barriere scheinen diese allerdings doch zu bilden, da Weindl (1969) Peroxidase an sie angelagert fand. Hier könnte den Basalmembran-Lamellensystemen im OVLT der Ratte eine Bedeutung zukommen.

In die Ventrikel vermag Peroxidase aus den Intercellulärräumen der Plexus chorioidei, der Area postrema, der Eminentia mediana und des OVLT nicht einzudringen. Die diese Regionen bedeckenden Ependymzellen bilden nämlich nicht nur — wie das unspezifische Ependym — plaque-förmige „gap junctions", sondern zur Ventrikeloberfläche hin auch ringförmig geschlossene „tight junctions" (Brightman, 1968; Reese und Brightman, 1968; Weindl, 1969). Auch in die Ventrikel injizierte Peroxidase kann in diesen spezifischen Ependymbezirken nicht in die Intercellulärräume des Gehirns eintreten (Brightman, 1968; Reese und Brightman, 1968).

Inwieweit diese Befunde auch für die übrigen circumventriculären Organe und insbesondere das Gefäßorgan der Ratte gelten, müssen weitere Untersuchungen zeigen. Denn Andres (1965) beschreibt im Subfornicalorgan vom Hund Ependymkanäle, die von der Ependymoberfläche aus in das Organinnere führen, wo sie frei im Intercellularspaltraum münden. Werden dem Liquor der Cisterna cerebellomedullaris Lycopodiumsporen zugesetzt, so reichern sich diese im Interstitium des Subfornicalorgans an (Watermann, 1956).

Diesen Ependymkanälen ähnliche, Kinocilien und Mikrovilli enthaltende runde „Lumina" wurden auch von Wenger und Röhlich (1969) im Gefäßorgan beim Affen beobachtet. Im OVLT der Ratte habe ich (unveröff.) bei allen untersuchten Tieren unmittelbar dorsal des Chiasma opticum ebenfalls zahlreiche intraependymale Zisternen gefunden, deren Wände Cilien und Mikrovilli aufwiesen, doch konnte ich nicht beobachten, daß diese mit dem Ventrikellumen oder dem Interstitium der Pia mater kommunizierten.

Mit der in dieser Arbeit angewandten Fixierungs- und Nachkontrastierungstechnik lassen sich „tight junctions" und „gap junctions" nicht unterscheiden. Da beim Gefäßorgan der Ratte zur Laminaoberfläche hin die Intercellularspalten der Gliazellen bzw. Tanycytenfortsätze in der Regel verschlossen erscheinen, wird von „Zonulae occludentes" gesprochen, auch wenn bei den vielfachen Vorstülpungen und Einsenkungen der Laminaoberfläche nicht ganz ausgeschlossen werden kann, daß nichtcircumferente Zellhaften bzw. „gap junctions" vorliegen. Gegen die perivasculären Räume der Außennetz- und Sekundärplexuscapillaren waren die Intercellularspalten der angrenzenden Glia- und Tanycytenfortsätze gelegentlich offen, so daß hier wohl keine geschlossenen Zonulae, sondern Maculae occludentes ausgebildet sind.

Auf welchem Wege die Substanzen wieder eliminiert werden, die wie Peroxidase in Bezirken mit einer „functional leakage" (Brightman *et al.*, 1970), nämlich den circumventriculären Organen, das Gefäßorgan verlassen und in die perivasculären bzw. intercellulären Räume des Gehirns eindringen, die — wie in dieser Arbeit dargestellt — im Gefäßorgan der Ratte mit dem Interstitium der Pia mater sowie den adventitiellen Spalträumen der den Subarachnoidalraum durchziehenden Gefäße in Verbindung stehen, ist noch ungeklärt.

In diesem Zusammenhang ist jedoch von Interesse, daß Földi *et al.* (1968) in der Area postrema nach Unterbindung der cervicalen Lymphgefäße eine Erweiterung der perivasculären Räume beobachtet haben.

Abgesehen von den bereits oben erwähnten circumventriculären Organen mit ungefensterten, aber von Bindegewebsräumen umgebenen Capillaren wurden von Rudert *et al.* (1966) im Subfornicalorgan des Kaninchens sowie von Schwink und Wetzstein (1966) im Subcommissuralorgan der Ratte auch Capillaren ohne perivasculäre Räume beschrieben. Die Basalmembranen dieser Capillaren können sich jedoch labyrinthartig in das umgebende Gewebe verzweigen.

Labyrinthartige Basalmembranstrukturen beobachtete Leonhardt (1968, 1970) auch um die Capillaren in der Wand des III. Ventrikels (am Eingang in den Recessus infundibularis) sowie des Hinterhorns der Seitenventrikel beim Kaninchen.

Wie in dieser Arbeit beschrieben, finden sich auch bei der Ratte im Boden des Recessus opticus sowie lateral der beiden Recessushörner Capillaren mit Basalmembranlabyrinthen, aber ohne Perivasculärräume. Daneben kommen hier — ebenso wie z.B. im Subfornicalorgan der Katze (Rohr, 1966) und der Maus (Schinko *et al.*, 1972) — Capillaren mit perivasculären Räumen vor, deren äußere Basalmembranen ebenfalls durch solide Abzweigungen Labyrinthe bilden können. Schließlich findet man gelegentlich Capillaren, die im Querschnitt nur zu einem Teil von einem sehr schmalen Perivasculärraum umgeben sind.

Diese „Übergangsformen" zu regulären Hirncapillaren, deren Basalmembranen ebenfalls manchmal Ausläufer oder Duplikaturen zwischen den Astrocytenfortsätzen bilden (Ratte: Lierse, 1968), sollten bei weiteren Untersuchungen mit Peroxidase besonders berücksichtigt werden.

Mit Vitalfarbstoffen färben sich nämlich weder das Subfornicalorgan des Kaninchens (Rudert *et al.*, 1966) noch das Subcommissuralorgan adulter Ratten (Schwink und Wetzstein, 1966).

Leonhardt (1968) fand allerdings nach intravenöser Injektion von Evans Blue beim Kaninchen eine schwache Anfärbung des Subfornicalorgans, in dem der Autor elektronenmikroskopisch auch perivasculäre Räume beobachtete. Die Bezirke des Hypothalamus, deren Capillaren Basalmembranlabyrinthe, aber keine perivasculären Räume aufweisen (s. oben), färben sich ebenfalls schwach an, während die Area postrema sich intensiv färbt.

Bei einem durch Pentamethylentetrazol (Cardiazol) beim Kaninchen hervorgerufenen Hirnödem fand Leonhardt (1968) bereits bei niedriger Dosierung das Subfornicalorgan und die eben erwähnten Hypothalamusbezirke ebenso intensiv angefärbt wie die Area postrema. Erst bei höherer Cardiazol-Dosierung kommt es zusätzlich zu einer — meist fleckigen — Anfärbung der Hirnrinde.

Elektronenmikroskopisch beobachtete Leonhardt (1968) bei niedriger Cardiazol-Dosierung zunächst ein intercelluläres Ödem: In der Area postrema und im Subfornicalorgan durch Erweiterung der perivasculären Räume sowie durch Eröffnung der Abzweigungen und Duplikaturen der äußeren Basalmembranen, im Hypothalamus durch Aufsplitterung der Basalmembranlabyrinthe der Capillaren ohne perivasculäre Räume. Erst bei höheren Cardiazoldosen kommt es zu einem intracellulären Ödem der pericapillären Astrocytenfortsätze dieser speziellen sowie regulärer Hirncapillaren.

4. Sekretorische Phänomene im OVLT

Ebenso wie die spezifische Vascularisierung weist — wie in der Einleitung bereits betont wurde — auch die besondere Differenzierung der neuronalen und gliösen Elemente des Gefäßorgans auf dessen Sonderstellung — als circumventriculäres Organ — im Zentralnervensystem hin. Im Rahmen dieser Arbeit konnten jedoch diese gliösen und neuronalen Elemente in ihrer Ultrastruktur nur berücksichtigt werden, soweit sie zu den Gefäßen des OVLT in Beziehung treten. Sie sollen abschließend noch besprochen werden.

Ein Teil der an den perivasculären Räumen der Außennetzcapillaren endenden gliösen Fortsätze geht von Ependym- und Subependymzellen aus. Diese ependymalen und subependymalen Tanycyten (Horstmann, 1954; Mergner, 1959) stellen möglicherweise ein funktionelles Bindeglied zwischen dem III. Ventrikel und dem Primärplexus (intrapialer Primärplexus und Außennetz) des OVLT dar, vergleichbar den Tanycyten im Infundibulum (Ratte: Rinne, 1966; Monroe, 1967), denen ebenfalls unter anderem eine Transportfunktion zwischen Ventrikelliquor und Portalkreislauf der Hypophyse zugesprochen wird (Oksche, 1958; Löfgren, 1959; Fleischhauer, 1964; Leonhardt, 1966; Wittkowski, 1967, 1968; Rodríguez, 1969).

Da die Ultrastruktur der Ependymzellen des OVLT bei der Ratte bereits von Leveque *et al.* (1967), von Usui (1968) und von Röhlich und Wenger (1969) beschrieben wurde, soll hier nur noch auf die elektronendichten tubulären und granulären Strukturen in den perivasculären Fortsatzendigungen der Tanycyten aufmerksam gemacht werden, über die meines Wissens beim Gefäßorgan der Ratte noch nicht berichtet wurde. Entsprechende Strukturen beschreibt Rodríguez (1969) im Infundibulum der Kröte. Der Autor nimmt an, daß es sich dabei nicht um Sekretmaterial, sondern um von den Tanycyten transportiertes Material handelt.

Die am Perivasculärraum der Außennetzcapillaren endigenden Axone enthalten granulierte und elektronenoptisch leere Vesikel in bei den einzelnen Fasertypen — auf die in dieser Arbeit nicht näher eingegangen wurde — unterschiedlicher Größenverteilung. Auch Weindl *et al.* (1968) fanden im Gefäßorgan des Kaninchens neurosekretorische Granula verschiedener Größenklassen (mittlere Durchmesser: 780 Å, 1250 Å oder 1730 Å).

Nach Röhlich und Wenger (1969) haben die granulierten („dense-core") Vesikel der Axone im OVLT der Ratte einen Durchmesser von 650—950 Å und gehören entsprechend ihrer Größe und Gestalt zur 2. Gruppe der granulierten Vesikel: einer heterogenen und für Monoamine unspezifischen Gruppe (Lit.: Hökfelt, 1968). Nach Röhlich und Wenger (1969) konnten Wenger, 1967 und Vigh-Teichmann, 1968 in unveröffentlichten fluorescenzmikroskopischen Untersuchungen zum Nachweis von Monoaminen (Falck *et al.*, 1962) monoaminhaltige Fasern im OVLT nicht in entsprechender Anzahl nachweisen.

Während Weindl *et al.* (1968) annehmen, daß ein Teil der granulierte Vesikel enthaltenden Axone Fortsätze von Parenchymzellen darstellen, so daß granulierte Vesikel, die — nach den Beobachtungen der Autoren beim Kaninchen — in den Perikarya der Parenchymzellen gebildet werden, in das Gefäßsystem des OVLT entspeichert werden können, schließen Röhlich und Wenger (1969) diese Möglichkeit zwar nicht aus, halten es aber für wahrscheinlicher, daß alle Perikarya der granulierte („dense-core") Vesikel enthaltenden Axone außerhalb des OVLT zu suchen sind, da die Autoren bei der Ratte in den Parenchymzellen keine granulierten Vesikel beobachten konnten.

Duvernoy und Koritké (1964) beschrieben Nervenfasern hypothalamischen Ursprungs im OVLT von Katze und Fuchs. In diesem Zusammenhang sei erwähnt, daß ich, wie in dieser Arbeit nicht näher beschrieben wurde, im Gefäßorgan der Ratte Herring-Körper-ähnliche Axonendigungen nicht nur in den perivasculären Räumen der Außennetzcapillaren, sondern auch zwischen den Glia- und Ependymzellen, in einem Falle sogar unmittelbar unter dem Ependym beobachten konnte.

Nach den Untersuchungen von Hofer (1969) tritt hypothalamisches Neurosekret im OVLT in lichtmikroskopisch faßbarer Konzentration nur nach Aktivierung des hypothalamisch-neurohypophysären Systems auf (z. B. nach Hypophysenstieldurchtrennung).

Die perivasculären Räume der subependymalen Capillaren weisen im Gegensatz zu denen der Außennetzcapillaren keine verzweigten Ausläufer auf. Sie werden vielmehr von oft zirkulär verlaufenden Glia- und Ependymzellfortsätzen umfaßt, so daß Axone in der Regel nicht bis zu den Perivasculärräumen vordringen. Rodríguez (1969) konnte im Infundibulum der Kröte ebenfalls beobachten, daß die subependymalen Capillaren von „ependymal cuffs" umgeben sind, so daß auch hier — im Gegensatz zu den kurzen Capillarschlingen des Mantelplexus — keine Axone bis zum Perivasculärraum vordringen. Vergleichbare Befunde wurden für die Eminentia mediana der Ratte von Monroe (1967) berichtet.

Um die Glia- bzw. Ependymzellmanschette der perivasculären Räume der subependymalen Capillaren findet man häufig kolbenförmig endende neuronale Fortsätze, die keine granulierten Vesikel enthalten, deren Cytoplasma in der Regel auch keine Neurofilamente enthält und die zumindest zu einem Teil Parenchymzellfortsätze darstellen.

Gelegentlich enden Axone mit granulierten und elektronenoptisch leeren Vesikeln synapsenartig an diesen Fortsätzen.

Herkunft und Art dieser Axone muß durch weitere Untersuchungen geklärt werden ebenso wie die Frage, ob von diesen neuronalen Fortsätzen bzw. den Ependymzellen (an die vesikelhaltige Cytoplasmaprotrusion in Abb. 19a, b sei in diesem Zusammenhang erinnert) in die erweiterten Intercellulärräume Substanzen freigesetzt werden, die von dort in das subependymale Capillarnetz gelangen könnten.

Über die Parenchymzellen des Gefäßorgans wissen wir nur wenig Gesichertes. Nach lichtmikroskopischen Beobachtungen von Hofer (1965) und elektronenmikroskopischen Untersuchungen von Weindl et al. (1968) beim Kaninchen sind diese Nervenzellen zur amitotischen Teilung befähigt. Bei der Ratte beschreibt Le Beux (1971) in einer elektronenmikroskopischen Arbeit Nucleolus-ähnliche Cytoplasmaeinschlüsse und postuliert für sie eine Funktion bei der Synthese von Strukturproteinen. Eigene noch unveröffentlichte elektronenmikroskopische Befunde bestätigen die lichtmikroskopischen Beobachtungen von Mergner (1959) und Hofer (1965), daß ganze Parenchymzellen oder sogar -zellgruppen durch das Ependym in das Ventrikellumen übertreten können, ein Vorgang, der bereits von Collin (1956) als „hydrencephalocrinie holoneurocytaire" im Hypothalamus beschrieben worden ist.

Zusammenfassung

Das Organon vasculosum laminae terminalis (OVLT) gehört mit der Neurohypophyse, dem Subfornicalorgan, der Area postrema, dem Subcommissuralorgan, der Epiphyse und den Plexus chorioidei zur Gruppe der circumventriculären Organe. Es stellt eine besondere Differenzierung aller, d. h. der gliösen bzw. ependymalen, der neuronalen und der mesenchymalen Gewebsanteile eines in der Entwicklung relativ dünn gebliebenen Bezirkes der Hirnwand dar — der Lamina terminalis.

In der vorliegenden Arbeit wird an Hand von kombinierten licht- und elektronenmikroskopischen Untersuchungen das OVLT der Ratte unter besonderer Berücksichtigung seines Gefäßsystems beschrieben. Dieses wird in zahlreichen lichtmikroskopischen Arbeiten in verschiedene Gefäßkomplexe unterteilt — bei der Ratte und zahlreichen anderen Species in einen Primärplexus, bestehend aus intrapialem Primärplexus und Außennetz und in einen Sekundärplexus.

Nach den hier vorliegenden elektronenmikroskopischen Untersuchungen können diesen Gefäßkomplexen besondere Capillartypen zugeordnet werden. Es wird gezeigt, daß sich bei der Ratte die Capillaren des intrapialen Primärplexus durch ihre Ultrastruktur von denen des Außennetzes und des Sekundärplexus unterscheiden, und daß diese wiederum in ihren perivasculären Räumen und den angrenzenden Strukturen verschieden sind. Darüber hinaus werden die Gefäße der Cisterna praechiasmatica und des intrapialen Primärplexus in ihrer besonderen Beziehung zur Leptomeninx beschrieben.

1. In der Cisterna praechiasmatica findet man, rostral vor der die Laminaoberfläche bedeckenden Pia mater, Anschnitte kleiner Arterien und Venen von etwa 30—80 μ Durchmesser. Sie werden in ihrem Verlauf durch die Zisterne von einem Mesothel locker eingescheidet, zu dem sich ihre Adventitiazellen gegen den subarachnoidalen Liquorraum hin zusammenschließen. Dadurch entsteht ein von diesem getrennter Spaltraum um die Gefäße.

2. In der die Laminaoberfläche bedeckenden Pia mater, die lichtmikroskopisch stark verdickt erscheint, geht aus den Arterien und Venen der Zisterne durch vielfache Verzweigungen und Anastomosen der intrapiale Primärplexus hervor. Dieses dichte Konvolut von Gefäßen wird von retikulären Pia-mater-Zellen umgeben, die sich an der Piaoberfläche zu einem lückenlosen Mesothel zusammenschließen. Dieses setzt sich an den Ein- und Austrittsstellen der Arterien bzw. Venen der Zisterne in deren Mesothelscheide fort.

Es trennt somit vom Spatium subarachnoidale einen Raum in der Pia mater, der sich zwischen deren Zellreticulum und die Gefäße des intrapialen Primärplexus bis zur Laminaoberfläche erstreckt, und der einerseits mit den mesothelumscheideten Spalträumen der Gefäße der Zisterne, andererseits mit den perivasculären Räumen der Capillaren des Außennetzes und des Sekundärplexus des OVLT in Verbindung steht.

Die Arterien und Venen des intrapialen Primärplexus haben im wesentlichen einen regulären Feinbau. Die Capillaren besitzen ein fensterloses Endothel, dem gelegentlich von einer Basalmembranduplikatur eingeschlossene Pericyten aufliegen. Diese gleichen dem Endothel in ihrer Cytoplasmastruktur weitgehend, weisen aber mitunter Bezirke auf, die filamentreicher sind. Daneben bildet das Capillarendothel unvollständige Cytoplasmaabspaltungen, die nur dann von Pericytenfortsätzen unterschieden werden können, wenn die Abzweigungsstelle im Schnitt getroffen ist.

Nach caudal und dorsocaudal treten die Capillaren in eine Furche ein, die die Laminaoberfläche in ihrer Mittellinie durchzieht. Dabei wird der intrapiale Raum immer enger, bis die Capillaren schließlich, nur noch von einem perivasculären Raum begleitet, zwischen die gliösen und neuronalen Elemente der Lamina terminalis vordringen. In ihr bilden sie, bevor sie wieder in den intrapialen Primärplexus zurückzukehren, mit Verzweigungen und capillären Endschlingen das Außennetz des Gefäßorgans. Dabei geht die Ultrastruktur der Capillaren des intrapialen Primärplexus in die der Außennetzcapillaren über.

3. Die Capillaren des Außennetzes weisen im Unterschied zu denen des intrapialen Primärplexus ein gefenstertes Endothel auf. Die Endothelabspaltungen sind nur ausnahmsweise gefenstert. Pericyten- und Endothelcytoplasma ähneln sich auch hier. Die Außennetzcapillaren sind von einem perivasculären Raum umgeben, der Adventitiazellen enthält. Er wird innen von der Basalmembran des Endothels und außen ebenfalls von einer Basalmembran begrenzt, die auch die zahlreichen Ausläufer und Verzweigungen auskleidet, mit denen der perivasculäre Raum in die angrenzenden Strukturen vordringt. Dabei handelt es sich um Glia- und Tanycytenfortsatzendigungen sowie um Endigungen sekretgranulahaltiger Axone, die bis zur Basalmembran vordringen können. Dort, wo die perivasculären Räume mit dem intrapialen Raum kommunizieren, setzt sich ihre äußere Basalmembran in die der Laminaoberfläche fort.

4. Der Sekundärplexus des OVLT ist bei der Ratte nur spärlich entwickelt und in seinem Gefäßaufbau variabel. Er wird von einem subependymalen Capillarnetz und von einigen wenigen Capillaren gebildet, die in verschiedenen dorso-ventralen Höhen das Außennetz des Gefäßorgans verlassen, in meist gestrecktem Verlauf durch die Lamina terminalis ziehen, um sich dem subependymalen Capillarnetz anzuschließen. Diese Verbindungscapillaren zwischen dem subependymalen Netz und dem Außennetz haben ein enges Lumen, ein gefenstertes Endothel und einen nur schmalen Perivasculärraum.

Die subependymalen Capillaren können kurze Schleifen oder sogar Knäuel bilden. Ihr Endothel ist gelegentlich, besonders bei vertikaler Verlaufsrichtung, ungefenstert, entspricht aber im übrigen in seinem Feinbau dem der Außennetzcapillaren. Ihr Perivasculärraum ist unterschiedlich breit — maximal etwa 5 μ — und wird wiederum von einer inneren und äußeren Basalmembran begrenzt. Im Gegensatz zu den Außennetzcapillaren dringt er jedoch nicht mit Fortsätzen in die angrenzenden Strukturen ein. Diese werden von Ependym- und Subependymzellen sowie von deren Fortsätzen gebildet, die häufig zirkulär um die Gefäße verlaufen und deren Intercellulärräume gelegentlich erweitert sind. Axone erreichen in der Regel nicht die äußere Basalmembran der subependymalen Capillaren.

Auf Schnittserien kann man Gefäße beobachten, die das subependymale Capillarnetz verlassen und in die angrenzenden Hypothalamusbezirke ziehen.

5. Basalmembran Lamellensysteme werden durch Abspaltungen von den Basalmembranen der intrapialen Gefäße und der Basalmembran der Laminaoberfläche in der medianen Laminafurche bzw. von den inneren und äußeren Basalmembranen in den perivasculären Räumen gebildet.

In der Diskussion werden die Besonderheiten der Ultrastruktur der Capillaren des Gefäßorgans mit denen der Capillaren anderer circumventriculärer Organe verglichen. Die wahrscheinliche Blutstromrichtung im OVLT wird erörtert und dabei besonders auf die Verbindungen des subependymalen Capillarnetzes mit den Gefäßen der benachbarten Hypothalamusregionen hingewiesen. Auffallend ist ein ähnliches Gefäßverhalten im Infundibulum (Primärplexus des Hypophysenpfortadersystems).

Die perivasculären Räume der Außennetz- und Sekundärplexuscapillaren stehen mit dem intercellulären Raum der Pia mater in Verbindung. Dieser wiederum kommuniziert rostral mit den adventitiellen Spalträumen der Gefäße der Zisterne. Durch deren Mesothelumscheidungen und das Mesothel der Piaoberfläche ist er gegen das Spatium subarachnoidale abgeschlossen. Die in ihm enthaltene Flüssigkeit braucht also mit dem Liquor cerebrospinalis nicht identisch zu sein.

Es werden die Strukturunterschiede erörtert, die die spezifischen Capillaren des OVLT bzw. die Capillaren anderer circumventriculärer Organe gegenüber regulären Hirncapillaren aufweisen, da im Zentralnervensystem nur in diesen Organen nachweisbare Mengen bestimmter Stoffe wie z.B. Trypanblau, Silbernitrat oder das Protein Peroxidase das Gefäßsystem verlassen.

In den perivasculären Fortsatzendigungen der Tanycyten beobachtete tubuläre und granuläre Strukturen mit elektronendichtem Inhalt werden als transportiertes Material gedeutet. Entsprechende Strukturen gibt es in den Tanycyten des Infundibulum.

Schließlich werden Ursprung und Bedeutung der an den Perivasculärräumen der Außennetzcapillaren endigenden sekretgranulahaltigen Axone erörtert. Über die Funktion der Parenchymzellen, die als ganze Zellen durch das Ependym in den III. Ventrikel eintreten können, ist noch wenig Gesichertes bekannt.

On the Ultrastructure of the Organon Vasculosum Laminae Terminalis (OVLT) of the Rat with Special Reference to its Vessels

Summary

The organon vasculosum laminae terminalis (OVLT) along with the neurohypophysis, subfornical organ, area postrema, subcommissural organ, epiphysis and choroid plexus belongs to the group of circumventricular organs, representing a special differentiation of all, i.e. glial, ependymal, neuronal and mesenchymal tissue portions of a cerebral wall area which in the development stages has remained relatively thin—the lamina terminalis.

In this paper, the OVLT of the rat is described with special regard to its vascular system, based on combined light and electron microscopical examinations. In numerous light microscopical reports the vascular system has been subdivided into various vascular complexes; in the rat and in a number of other species into a primary plexus consisting of intrapial primary plexus and outer network and into a secondary plexus.

According to electron microscopical findings presented here, special capillary types may be grouped with these vascular complexes. It is demonstrated that in the rat the capillaries of the intrapial primary plexus are by their ultrastructure distinguishable from those of the outer network and the secondary plexus and that these again differ in their perivascular spaces and surrounding structures. In addition, the vessels of the cisterna praechiasmatica and of the intrapial primary plexus are described in their special relation to the leptomeninx.

1. Toward the front of the pia mater covering the lamina surface, the cisterna praechiasmatica reveals small arteries and veins approximately 30–80 μ in diameter.

In their course through the cisterna they are loosely sheathed by a mesothelium comprising their adventitial cells which combine toward the subarachnoid cerebrospinal fluid space. This results in the formation of an interstice surrounding the vessels which is separated from the subarachnoid space.

2. Under the light microscope the pia mater covering the lamina surface appears strongly thickened. Within the pia mater the intrapial primary plexus is budding from the arteries and veins of the cisterna through manifold ramifications and anastomoses. This dense convolution of vessels is surrounded by reticular pia mater cells which at the pial surface unite to form a gapless mesothelium. The latter branches out at the sites of entry and exit of the cisternal arteries and veins in their mesothelial sheaths.

Hence, in the pia mater an interstitial space is separated from the subarachnoid space which extends all around the reticular cells of the pia mater and the vessels of the intrapial primary plexus to the lamina surface. On the one hand this interstitial space is connected with the mesothelium-sheathed interstices of the cisternal vessels and, on the other hand, with the perivascular spaces of the capillaries of the outer network and the secondary plexus of the OVLT.

The arteries and veins of the intrapial primary plexus have essentially a regular fine structure. The capillaries possess an unfenestrated endothelium which occasionally is covered by pericytes enveloped by a basement membrane duplication. In their cytoplasmic structure these largely resemble the endothelium, although on occasion they reveal areas which are more numerous in filaments. In addition, the capillary endothelium forms cytoplasmic branchings which can be distinguished from pericytic processes only if the site of branching emerges at the section plane.

Caudally and dorsocaudally the capillaries enter a furrow which runs across the midline of the lamina surface. The pial interstitial space becomes increasingly narrow until finally the capillaries—accompanied only by a perivascular space—advance between the glial and neuronal elements of the lamina terminalis. In the latter, before returning to the intrapial primary plexus, they form with ramifications and capillary terminal loops the outer network of the OVLT. As the capillaries of the intrapial primary plexus are entering the lamina, their ultrastructure gradually changes into that of the capillaries of the outer network.

3. In contrast to the capillaries of the intrapial primary plexus, the capillaries of the outer network show a fenestrated endothelium. The endothelial branchings are fenestrated in exceptional cases only. Here, too, pericytic and endothelial cytoplasm resemble each other. The capillaries of the outer network are surrounded by a perivascular space which contains adventitial cells. This space is bordered on the inside by the basement membrane of the endothelium and on the outside likewise by a basement membrane which also lines the numerous processes and ramifications with which the perivascular space penetrates the surrounding structures. These consist of glial and tanycytic process endings as well as of axonal endings containing secretory granules which may advance up to the basement membrane. At the site at which the perivascular spaces communicate with the pial interstice, their outer basement membranes develop into that of the lamina surface.

4. In the rat the secondary plexus of OVLT is only slightly developed and variable in its vascular architecture. It is formed from a subependymal capillary

network and from a few capillaries which leave the outer network of the OVLT
at different dorso-ventral levels, migrate through the lamina terminalis usually
in a longitudinal course, and join the subependymal capillary network. These
capillaries connecting the subependymal and the outer network have a narrow
lumen, a fenestrated endothelium and a small perivascular space. The subependymal capillaries may form short loops or even convolutions. Their endothelium is
occasionally unfenestrated, especially in the case of a vertical course, but other-
wise it corresponds in its fine structure to that of the capillaries of the outer
network. Their perivascular space varies in width—maximal width approximately
5 μ—and is likewise restricted by an inner and outer basement membrane. In
contrast to the capillaries of the outer network, however, the perivascular
space does not invade the adjacent structures with processes. These structures
consist of ependymal and subependymal cells as well as of their processes which
often pass circularly around the vessels and occasionally have dilated intercellular
spaces. As a rule, axons do not reach the outer basement membrane of the
subependymal capillaries.

On serial sections vessels can be observed to be leaving the subependymal
capillary network and migrating to the adjacent hypothalamic regions.

5. Basement membrane lamellar systems are formed by ramifications of the
basement membranes of the intrapial vessels and of the basement membrane of
the lamina surface in the median lamina furrow. In the same way the internal
and external basement membranes form lamellar systems in the perivascular
spaces.

In the discussion, comparisons are made between the ultrastructural peculiari-
ties of the capillaries of the OVLT and those of capillaries of other circumventricular organs. The probable direction of the blood stream in the OVLT is discussed,
and special consideration is given to the connection between the subependymal
capillary network and the vessels of the adjacent hypothalamic regions. Con-
spicuous is a similar vascular fine structure and architecture in the infundibulum
(primary plexus of the portal system of hypophysis).

The perivascular spaces of the capillaries of the outer network and the
secondary plexus are connected with the pial interstice. The latter, in turn,
communicates rostrally with the adventitial interstices of the cisternal vessels,
being separated from the subarachnoid space by their mesothelial envelopments
and by the mesothelium of the pial surface. Fluid contained in these interstices
as well as in the perivascular spaces therefore is not necessarily identical with
cerebrospinal fluid.

Structural differences are pointed out which reveal the specific capillaries of
the OVLT and of other circumventricular organs as compared to regular brain
capillaries, since in the central nervous system only in these organs demonstrable
amounts of certain substances, such as trypanblue, silver nitrate and the protein
peroxidase, are leaving the vascular system.

Tubular and granular structures with electron-dense content observed in the
perivascular process endings of the tanycytes are construed to be transported
material. Corresponding structures exist in the tanycytes of the infundibulum.

Finally, the origin and the role of axons which contain secretory granules and
which terminate at the perivascular spaces of the outer network capillaries are

discussed. So far, only few reliable data have been established concerning the function of parenchymal cells which may enter the third ventricle via the ependyma.

Literatur

Akmayev, I. G.: Morphological aspects of the hypothalamic-hypophyseal system. II. Functional morphology of pituitary microcirculation. Z. Zellforsch. **116**, 118—194 (1971).

Anderson, E.: The anatomy of bovine and ovine pineals. J. Ultrastruct. Res., Suppl. 8, 1—80 (1965).

Anderson, P. J.: Purification and quantitation of glutaraldehyde and its effect on several enzyme activities in skeletal muscle. J. Histochem. Cytochem. **15**, 652—661 (1967).

Andres, K. H.: Der Feinbau des Subfornikalorganes vom Hund. Z. Zellforsch. **68**, 445—473 (1965).

Andres, K. H.: Über die Feinstruktur der Hüllen des Nervensystems der Katze (Felis catus L.). Verh. Anat. Ges. Basel 1966. Anat. Anz., Erg.-Heft zum **120**. Bd., 483—487 (1967a).

Andres, K. H.: Über die Feinstruktur der Arachnoidea und Dura mater von Mammalia. Z. Zellforsch. **79**, 272—295 (1967b).

Andres, K. H.: Zur Feinstruktur der Arachnoidalzotten bei Mammalia. Z. Zellforsch. **82**, 92—109 (1967c).

Babel, J., Bischoff, A., Spoendlin, H.: Ultrastructure of the peripheral nervous system and sense organs. Atlas of normal and pathologic anatomy, p. 90—91. (Bischoff, A., ed). Stuttgart: Thieme 1970.

Bargmann, W.: (1958) mündl. Mitteilung an Hofer, zit. in Hofer 1958.

Becker, H., Quadbeck, G.: Tierexperimentelle Untersuchungen über die Funktionsweise der Blut-Hirnschranke. Z. Naturforsch. 7b, 493—497 (1952).

Behnsen, G.: Über die Farbstoffspeicherung im Zentralnervensystem der weißen Maus in verschiedenen Alterszuständen. Z. Zellforsch. **4**, 515—572 (1927).

Bennett, H. S., Luft, J. H., Hampton, J. C.: Morphological classifications of vertebrate blood capillaries. Amer. J. Physiol. **196**, 381—390 (1959).

Benninghoff, A.: Blutgefäße und Herz. In: Handbuch der mikroskopischen Anatomie des Menschen (Möllendorf, W. v., ed.). Berlin: Springer 1930.

Bodenheimer, T. S., Brightman, M. W.: A blood-brain barrier to peroxidase in capillaries surrounded by perivascular spaces. Amer. J. Anat. **122**, 249—267 (1968).

Bowsher, D.: Pathways of absorption of protein from the cerebrospinal fluid: an autoradiographic study in the cat. Anat. Rec. **128**, 23—39 (1957).

Bowsher, D.: Cerebrospinal fluid dynamics in health and disease. Springfield, Ill.: C. C. Thomas 1960.

Breemen, V. L. van, Clemente, C. D.: Silver deposition in the central nervous system and the hematoencephalic barrier studied with the electron microscope. J. biophys. biochem. Cytol. **1**, 161—166 (1955).

Brightman, M. W.: The intracerebral movement of proteins injected into blood and cerebrospinal fluid of mice. Progr. Brain Res. **29**, 19—37 (1968).

Brightman, M. W., Klatzo, I., Olsson, Y., Reese, T. S.: The blood-brain barrier to proteins under normal and pathological conditions. J. neurol. Sci. **10**, 215—239 (1970).

Brightman, M. W., Reese, T. S.: Junctions between intimately apposed cell membranes in the vertebrate brain. J. Cell Biol. **40**, 648—677 (1969).

Broman, T.: The permeability of the cerebrospinal vessels in normal and pathological conditions. Copenhagen: E. Munksgaard 1949.

Cammermeyer, J.: The importance of avoiding "dark" neurons in experimental neuropathology. Acta neuropath. (Berl.) **1**, 245—270 (1961).

Campos-Ortega, J. A., Ferres-Torres, R.: Sobre el sustrato del organon vasculosum laminae terminalis de la rata albina. An. Anat. **14**, 381—409 (1965).

Cervós-Navarro, J.: Elektronenmikroskopische Befunde an den Capillaren der Hirnrinde. Arch. Psychiat. Nervenkr. **204**, 484—504 (1963).

Collin, R.: Les phénomènes hydrencéphalocrines comme sources accessoires hormonales du liquide céphalo-rhachidien. In: Progress in neurobiology, p. 172—193 (Ariëns Kappers, J., ed.). Amsterdam etc.: Elsevier Publ. Comp. 1956.

Colmant, H. J.: Über den 3. Ventrikel der Ratte. Zbl. ges. Neurol. Psychiat. **184**, 227 (1966).

Colmant, H. J.: Über die Wandstruktur des dritten Ventrikels der Albinoratte. Histochemie **11**, 40—61 (1967).

Cotran, R. S., Karnovsky, M. J.: Ultrastructural studies on the permeability of the mesothelium to horseradish peroxidase. J. Cell Biol. **37**, 123—137 (1968).

Dalton, A. J.: A chrome-osmium fixative for electron microscopy. Anat. Rec. **121**, 281 (1955).

Dempsey, E. W., Wislocki, G. B.: The use of silver nitrate as a vital stain, and its distribution in several mammalian tissues as studied with the electron microscope. J. biophys. biochem. Cytol. **1**, 111—118 (1955a).

Dempsey, E. W., Wislocki, G. B.: An electron microscopic study of the blood-brain barrier in the rat, employing silver nitrate as a vital stain. J. biophys. biochem. Cytol. **1**, 245—256 (1955b).

Diepen, R.: Der Hypothalamus. In: Handbuch der mikroskopischen Anatomie des Menschen, Bd. IV/7 (Bargmann, W., ed.). Berlin-Göttingen-Heidelberg: Springer 1962.

Duvernoy, H., Koritké, J.-G.: Sur la vascularisation de l'hypophyse. J. Méd. Lyon **41**, 476—488 (1960).

Duvernoy, H., Koritké, J. G.: Contribution à l'étude de l'angioarchitectonie des organes circumventriculaires. Arch. Biol. (Liège), Suppl. **75**, 849—904 (1964).

Duvernoy, H., Koritké, J. G.: Les vaisseaux sous-épendymaires du recessus hypophysaire J. Hirnforsch. **10**, 227—245 (1968).

Duvernoy, H., Koritké, J. G., Monnier, G.: Sur la vascularisation de la lame terminale humaine. Z. Zellforsch. **102**, 49—77 (1969).

Edström, R. F. S.: An explanation of the blood-brain barrier phenomenon. Acta psychiat. scand. **33**, 403—416 (1958).

Elfvin, L.-G.: The ultrastructure of the capillary fenestrae in the adrenal medulla of the rat. J. Ultrastruct. Res. **12**, 687—704 (1965).

Fahimi, H. D., Drochmans, P.: Essais de standardisation de la fixation au glutaraldéhyde. I. Purification et détermination de la concentration du glutaraldéhyde. J. Microscopie **4**, 725—736 (1965).

Fahimi, H. D., Drochmans, P.: Some physicochemical properties of glutaraldehyde. J. Histochem. Cytochem. **14**, 756—757 (1966).

Fahimi, H. D., Drochmans, P.: Purification of glutaraldehyde. Its significance for preservation of acid phosphatase activity. J. Histochem. Cytochem. **16**, 199—204 (1968).

Falck, B., Hillarp, N.-Å., Thieme, G., Torp, A.: Fluorescence of catechol amines and related compounds condensed with formaldehyde. J. Histochem. Cytochem. **10**, 348—354 (1962).

Farquhar, M. G., Hartmann, J. F.: Electron microscopy of cerebral capillaries. Anat. Rec. **124**, 288—289 (1956).

Farquhar, M. G., Palade, G. E.: Junctional complexes in various epithelia. J. Cell Biol. **17**, 375—412 (1963).

Fernando, N. V. P., Movat, H. Z.: The fine structure of the terminal vascular bed. II. The smallest arterial vessels: terminal arterioles and metarterioles. Exp. molec. Path. **3**, 1—9 (1964a).

Fernando, N. V. P., Movat, H. Z.: The fine structure of the terminal vascular bed. III. The capillaries. Exp. molec. Path. **3**, 87—97 (1964b).

Fleischhauer, K.: Fluorescenzmikroskopische Untersuchungen über den Stofftransport zwischen Ventrikelliquor und Gehirn. Z. Zellforsch. **62**, 639—654 (1964).

Földi, M., Csillik, B., Zoltan, Ö. T.: Lymphatic drainage of the brain. Experientia (Basel) **24**, 1283—1287 (1968).

Friederici, H. H. R.: The tridimensional ultrastructure of fenestrated capillaries. J. Ultrastruct. Res. **23**, 444—456 (1968).

Fumagalli, Z.: La vascolarizzazione dell'ipofisi umana. Z. Anat. Entwickl.-Gesch. **111**, 266—306 (1942).

Goldmann, E.: Vitalfärbung am Zentralnervensystem. Beitrag zur Physio-Pathologie des Plexus chorioideus und der Hirnhäute. Abh. kgl. preuß. Akad. Wiss., physik.-math. Kl. Nr. I, 1 (1913).

Graham, R. C., Jr., Karnovsky, M. J.: The early stages of absorption of injected horseradish peroxidase in the proximal tubules of mouse kidney: ultrastructural cytochemistry by a new technique. J. Histochem. Cytochem. **14**, 291—302 (1966).

Hager, H.: Elektronenmikroskopische Untersuchungen über die Feinstruktur der Blutgefäße und perivasculären Räume im Säugetiergehirn. Ein Beitrag zur Kenntnis der morphologischen Grundlagen der sogenannten Bluthirnschranke. Acta neuropath. (Berl.) **1**, 9—33 (1961).

Hammersen, F.: Poren- und Fenster-Endothelien der Kapillaren in der Skelettmuskulatur der Ratte. Z. Zellforsch. **69**, 296—310 (1966).

Hammersen, F.: Anatomie der terminalen Strombahn. Muster — Feinbau — Funktion. München-Berlin-Wien: Urban & Schwarzenberg 1971.

Hashimoto, P. H., Hama, K.: An electron microscope study on protein uptake into brain regions devoid of the blood-brain barrier. Med. J. Osaka Univ. **18**, 331—346 (1968).

Hauptmann, A., Gärtner, W.: Kann die Lehre von der Bluthirnschranke in ihrer heutigen Form aufrecht erhalten werden? Z. ges. Neurol. Psychiat. **140**, 572—576 (1932).

Himango, W. A., Low, F. N.: The fine structure of a lateral recess of the subarachnoid space in the rat. Anat. Rec. **171**, 1—20 (1971).

Hökfelt, T.: In vitro studies on central and peripheral monoamine neurons at the ultrastructural level. Z. Zellforsch. **91**, 1—74 (1968).

Hofer, H.: Zur Morphologie der circumventrikulären Organe des Zwischenhirnes der Säugetiere. Verh. Dtsch. Zool. Ges. Frankfurt, S. 202—251 (1958).

Hofer, H.: Die circumventrikulären Organe des Zwischenhirns. In: Primatologia, Bd. II, Teil 2. Basel u. New York: S. Karger 1965.

Hofer, H.: Zur Anatomie der circumventriculären Organe. In: Zirkumventrikuläre Organe und Liquor. Bericht über das Symposium in Schloß Reinhardsbrunn vom 13. bis 16. Mai 1968, S. 77—88 (Sterba, G., ed.). Jena: VEB Fischer 1969.

Horstmann, E.: Die Faserglia des Selachiergehirns. Z. Zellforsch. **39**, 588—617 (1954).

Illig, L.: Die terminale Strombahn. Capillarbett und Mikrozirkulation. Pathologie und Klinik in Einzeldarstellungen, Bd. X. Berlin-Göttingen-Heidelberg: Springer 1961.

Karnovsky, M. J.: Vesicular transport of exogenous peroxidase across capillary endothelium into the T-system of muscle. J. Cell Biol. **27**, 49A—50A (1965a).

Karnovsky, M. J.: A formaldehyde-glutaraldehyde fixative of high osmolality for use in electron microscopy. J. Cell Biol. **27**, 137A—138A (1965b).

Karnovsky, M. J.: The ultrastructural basis of capillary permeability studied with peroxidase as a tracer. J. Cell Biol. **35**, 213—236 (1967).

Karnovsky, M. J., Cotran, R. S.: The intercellular passage of exogenous peroxidase across endothelium and mesothelium. Anat. Rec. **154**, 365 (1966).

Kawakatsu, Y.: Zur Morphologie des Schlussplattenorgans (Organon vasculosum laminae terminalis) einiger Säugetiere. Acta anat. Nippon. **36**, 83—98 (1961).

Key, A., Retzius, G.: Studien in der Anatomie des Nervensystems und des Bindegewebes. Stockholm: Norstedt och Söner 1875.

Kishi, K.: Histochemical studies on the organon vasculosum laminae terminalis of the adult rabbit. Bull. Tokyo med. dent. Univ. **15**, 181—196 (1968).

Klatzo, I., Miquel, J., Otenasek, R.: The application of fluorescein labeled serum proteins (FLSP) to the study of vascular permeability in the brain. Acta neuropath. (Berl.) **2**, 144—160 (1962).

Klatzo, I., Wiśniewski, H., Smith, D. E.: Observations on penetration of serum proteins into the central nervous system. Progr. Brain Res. **15**, 73—88 (1965).

Klika, E.: L'ultrastructure des méninges en entogenèse de l'homme. Z. mikr.-anat. Forsch. **79**, 209—222 (1968).

Kuhlenbeck, H.: The supraoptic crest in the human brain. Anat. Rec. **118**, 396 (1954a).

Kuhlenbeck, H.: The human diencephalon. Basel u. New York: S. Karger 1954b.

Kuhlenbeck, H.: Further observations on the lamination pattern in the supraoptic crest of man. Anat. Rec. **160**, 480 (1968).

Le Beux, Y. J.: An ultrastructural study of the neurosecretory cells of the medial vascular prechiasmatic gland, the preoptic recess and the anterior part of the suprachiasmatic area. Z. Zellforsch. **114**, 404—440 (1971).

Leduc, E. H., Wislocki, G. B.: The histochemical localization of acid and alkaline phosphatases, non-specific esterase and succinic dehydrogenase in the structures comprising the hemato-encephalic barrier of the rat. J. comp. Neurol. **97**, 241—280 (1952).

Leonhardt, H.: Über ependymale Tanycyten des III. Ventrikels beim Kaninchen in elektronenmikroskopischer Betrachtung. Z. Zellforsch. **74**, 1—11 (1966).

Leonhardt, H.: Über Hirnödem bei unterschiedlichen perikapillären Strukturen verschiedener Grisea des Kaninchens, hervorgerufen durch Pentamethylentetrazol (Cardiazol). Z. Zellforsch. **84**, 199—218 (1968).

Leonhardt, H.: Subependymale Basalmembranlabyrinthe im Hinterhorn des Seitenventrikels des Kaninchengehirns. Zur Frage des Liquorabflusses. Z. Zellforsch. **105**, 595—604 (1970).

Leveque, T. F., Stutinsky, F., Porte, A., Stoeckel, M.-E.: Ultrastructure of the medial prechiasmatic gland in the rat and mouse. Neuroendocrinology **2**, 56—63 (1967).

Lierse, W.: Die Hirncapillaren und ihre Glia. Acta neuropath. (Berl.), Suppl. **4**, 40—52 (1968).

Löfgren, F.: New aspects of the hypothalamic control of the adenohypophysis. Acta morph. neerl.-scand. **2**, 220—229 (1959).

Long, D. M., Bodenheimer, T. S., Hartmann, J. F., Klatzo, I.: Ultrastructural features of the shark brain. Amer. J. Anat. **122**, 209—236 (1968).

Lorenzo, A. V., Hammerstad, J. P., Cutler, R. W. P.: Cerebrospinal fluid formation and absorption and transport of iodide and sulfate from the spinal subarachnoid space. J. neurol. Sci. **10**, 247—258 (1970).

Luft, J. H.: Improvements in epoxy resin embedding methods. J. biophys. biochem. Cytol. **9**, 409—414 (1961).

Macklin, C. C., Macklin, M. T.: A study of brain repair in the rat by use of trypan blue. With special reference to the vital staining of the macrophages. Arch. Neurol. Psychiat. (Chic.) **3**, 353—394 (1920).

Majno, G.: Ultrastructure of the vascular membrane. In: Handbook of physiology, sect. II, vol. 3 (Hamilton, W. F. and P. H. Dow, eds.). Washington, D. C.: Amer. Physiol. Soc. 1965.

Mandelstamm, M.: Weitere Untersuchungen über die Farbenspeicherung im Zentralnervensystem. III. Mitt. Z. ges. exp. Med. **62**, 471—491 (1928).

Mandelstamm, M., Krylow, L.: Vergleichende Untersuchungen über die Farbenspeicherung im Zentralnervensystem bei Injektionen der Farbe ins Blut und in den Liquor cerebrospinalis. I. Mitt. Z. ges. exp. Med. **58**, 256—275 (1927).

Maynard, E. A., Schultz, R. L., Pease, D. C.: Electron microscopy of the vascular bed of rat cerebral cortex. Amer. J. Anat. **100**, 409—433 (1957).

Mellinger, J.: Les relations neuro-vasculo-glandulaires dans l'appareil hypophysaire de la Roussette, Scyliorhinus caniculus (L.). Arch. Anat. (Strasbourg) **47**, 1—202 (1964).

Mergner, H.: Untersuchungen am Organon vasculosum laminae terminalis (Crista supraoptica) im Gehirn einiger Nagetiere. Zool. Jb., Abt. Anat. u. Ontog. **77**, 289—356 (1959).

Mergner, H.: Die Blutversorgung der Lamina terminalis bei einigen Affen. Z. wiss. Zool. **165**, 140—185 (1961).

Moll, J.: The effect of hypophysectomy on the pituitary vascular system of the rat. J. Morph. **102**, 1—22 (1958).

Monroe, B. G.: A comparative study of the ultrastructure of the median eminence, infundibular stem and neural lobe of the hypophysis of the rat. Z. Zellforsch. **76**, 405—432 (1967).

Moore, D. H., Ruska, H.: The fine structure of capillaries and small arteries. J. biophys. biochem. Cytol. **3**, 457—462 (1957).

Movat, H. Z., Fernando, N. V. P.: The fine structure of the terminal vascular bed. I. Small arteries with an internal elastic lamina. Exp. molec. Path. **2**, 549—563 (1963).

Mugnaini, E.: "Dark cells" in electron micrographs from the central nervous system of vertebrates. J. Ultrastruct. Res. **12**, 235—236 (1965).

Mugnaini, E., Walberg, F.: Ultrastructure of neuroglia. Ergebn. Anat. Entwickl.-Gesch. **37**, 194—236 (1964).

Muir, A. R., Peters, A.: Quintuple-layered membrane junctions at terminal bars between endothelial cells. J. Cell Biol. **12**, 433—448 (1962).

Nelson, E., Blinzinger, K., Hager, H.: Electron microscopic observations on subarachnoid and perivascular spaces of the Syrian hamster brain. Neurology (Minneap.) **11**, 285—295 (1961).

Niessing, K., Rollhäuser, H.: Über den submikroskopischen Bau des Grundhäutchens der Hirnkapillaren. Z. Zellforsch. **39**, 431—446 (1954).

Nowakowski, H.: Infundibulum und Tuber cinereum der Katze. Dtsch. Z. Nervenheilk. **165**, 261—339 (1951).

Oksche, A.: Histologische Untersuchungen über die Bedeutung des Ependyms, der Glia und der Plexus chorioidei für den Kohlenhydratstoffwechsel des ZNS. Z. Zellforsch. **48**, 74—129 (1958).

Palay, S. L., McGee-Russell, S. M., Gordon, S., Grillo, M. A.: Fixation of neural tissues for electron microscopy by perfusion with solutions of osmium tetroxide. J. Cell Biol. **12**, 385—410 (1962).

Pease, D. C.: Buffered formaldehyde as a killing agent and primary fixative for electron microscopy. Anat. Rec. **142**, 342 (1962).

Pease, D. C., Molinari, S.: Electron microscopy of muscular arteries; pial vessels of the cat and monkey. J. Ultrastruct. Res. **3**, 447—468 (1960).

Pease, D. C., Schultz, R. L.: Electron microscopy of rat cranial meninges. Amer. J. Anat. **102**, 301—321 (1958).

Peters, A.: The fixation of central nervous tissue and the analysis of electron micrographs of the neuropil, with special reference to the cerebral cortex. In: Contemporary research methods in neuroanatomy (Nauta, W. J. H. and S. O. E. Ebbesson, eds.), p. 56—75. Berlin-Heidelberg-New York: Springer 1970.

Petry, G., Kühnel, W.: Beitrag zur Kenntnis des Baues von Basalmembranen. Z. Zellforsch. **64**, 533—540 (1964).

Phelps, P. C., Luft, J. H.: Electron microscopical study of relaxation and constriction in frog arterioles. Amer. J. Anat. **125**, 399—428 (1969).

Pines, J.-L.: Über ein bisher unbeachtetes Gebilde im Gehirn einiger Säugetiere: Das subfornicale Organ des III. Ventrikels. J. Psychol. Neurol. (Lpz.) **34**, 186—193 (1927).

Popa, G. T., Fielding, U.: A portal circulation from the pituitary to the hypothalamic region. J. Anat. (Lond.) **65**, 88—91 (1930).

Putnam, T. J.: The intercolumnar tubercle, an undescribed area in the anterior wall of the third ventricle. Bull. Johns Hopk. Hosp. **33**, 181—182 (1922).

Rachmanow, A.: Beiträge zur vitalen Färbung des Zentralnervensystems. (Nebst einigen Bemerkungen über den feineren Bau der Pia.) Folia neuro-biol. (Lpz.) **7**, 750—771 (1913).

Reese, T. S., Brightman, M. W.: Similarity in structure and permeability to peroxidase of epithelia overlying fenestrated cerebral capillaries. Anat. Rec. **160**, 414 (1968).

Reese, T. S., Karnovsky, M. J.: Fine structural localization of a blood-brain barrier to exogenous peroxidase. J. Cell Biol. **34**, 207—217 (1967).

Rhodin, J. A. G.: The diaphragm of capillary endothelial fenestrations. J. Ultrastruct. Res. **6**, 171—185 (1962).

Rhodin, J. A. G.: The ultrastructure of mammalian arterioles and precapillary sphincters. J. Ultrastruct. Res. **18**, 181—223 (1967).

Rhodin, J. A. G.: Ultrastructure of mammalian venous capillaries, venules, and small collecting veins. J. Ultrastruct. Res. **25**, 452—500 (1968).

Rinne, U. K.: Ultrastructure of the median eminence of the rat. Z. Zellforsch. **74**, 98—122 (1966).

Rivera-Pomar, J. M.: Die Ultrastruktur der Kapillaren in der Area postrema der Katze. Z. Zellforsch. **75**, 542—554 (1966).

Robertson, E. A., Schultz, R. L.: The impurities in commercial glutaraldehyde and their effect on the fixation of brain. J. Ultrastruct. Res. **30**, 275—287 (1970).

Rodríguez, E. M.: Ependymal specializations. I. Fine structure of the neural (internal) region of the toad median eminence, with particular reference to the connections between the ependymal cells and the subependymal capillary loops. Z. Zellforsch. **102**, 153—171 (1969).

Röhlich, P., Wenger, T.: Elektronenmikroskopische Untersuchungen am Organon vasculosum laminae terminalis der Ratte. Z. Zellforsch. **102**, 483—506 (1969).

Rohr, V. U.: Zum Feinbau des Subfornikal-Organs der Katze. I. Gefäß-Apparat. Z. Zellforsch. **73**, 246—271 (1966).

Romeis, B.: Die Hypophyse. In: Handbuch der mikroskopischen Anatomie des Menschen, Bd. VI/3 (Möllendorff, W. v., ed.). Berlin: Springer 1940.

Rudert, H., Schwink, A., Wetzstein, R.: Die Feinstruktur des Subfornikalorgans beim Kaninchen. I. Die Blutgefäße. Z. Zellforsch. **74**, 252—270 (1966).

Sabatini, D. D., Bensch, K., Barrnett, R. J.: Cytochemistry and electron microscopy. The preservation of cellular ultrastructure and enzymatic activity by aldehyde fixation. J. Cell Biol. **17**, 19—58 (1963).

Sato, O., Bering, E. A., Jr.: Extraventricular formation of cerebrospinal fluid. Brain and Nerve **19**, 31—33 (1967).

Schaltenbrand, G.: Plexus und Meningen. In: Handbuch der mikroskopischen Anatomie des Menschen, Bd. IV/2, S. 1—139 (Bargmann, W., ed.). Berlin-Göttingen-Heidelberg: Springer 1955.

Schaltenbrand, G., Bailey, P.: Die perivaskuläre Piagliamembran des Gehirns. J. Psychol. Neurol. (Lpz.) **35**, 199—214 (1928).

Schinko, I., Rohrschneider, I., Wetzstein, R.: Elektronenmikroskopische Untersuchungen am Subfornikalorgan der Maus. Z. Zellforsch. **123**, 277—294 (1972).

Schlote, W.: Nervus opticus und experimentelles Trauma. Monographien aus dem Gesamtgebiete der Neurologie und Psychiatrie, H. 131. Berlin-Heidelberg-New York: Springer 1970.

Schulemann, W.: Beiträge zur Vitalfärbung. Arch. mikr. Anat. **79**, 223—246 (1912).

Schwink, A., Wetzstein, R.: Die Kapillaren im Subcommissuralorgan der Ratte. Elektronenmikroskopische Untersuchungen an Tieren verschiedenen Lebensalters. Z. Zellforsch. **73**, 56—88 (1966).

Shimizu, N.: Histochemical studies of glycogen of the area postrema and the allied structures of the mammalian brain. J. comp. Neurol. **102**, 323—339 (1955).

Shimizu, N., Abe, T.: Histochemical studies of the brain with reference to glucose metabolism. Progr. Brain Res. **21**A, 197—216 (1966).

Shimizu, N., Morikawa, N.: Histochemical studies of succinic dehydrogenase of the brain of mice, rats, guinea pigs and rabbits. J. Histochem. Cytochem. **5**, 343—345 (1957).

Shimizu, N., Morikawa, N., Ishi, Y.: Histochemical studies of succinic dehydrogenase and cytochrome oxidase of the rabbit brain, with special reference to the results in the paraventricular structures. J. comp. Neurol. **108**, 1—21 (1957).

Shimizu, N., Morikawa, N., Okada, M.: Histochemical studies of monoamine oxidase of the brain of rodents. Z. Zellforsch. **49**, 389—400 (1959).

Shimoda, A.: Elektronenoptische Untersuchungen über den perivasculären Aufbau des Gehirns unter Berücksichtigung der Veränderungen bei Hirnödem und Hirnschwellung. Dtsch. Z. Nervenheilk. **183**, 78—98 (1961).

Shute, C. C. D., Lewis, P. R.: Cholinergic and monoaminergic pathways in the hypothalamus. Brit. med. Bull. **22**, 221—226 (1966).

Simon, G.: Ultrastructure des capillaires. Symp. int. morphologie histochimie paroi vasculaire, Fribourg 1965. Part I. Angiologica **2**, 370—434 (1965).

Spanner, R.: Die Bedeutung der Hypophysenpfortadern für die Blutströmungsmöglichkeiten zwischen Hypophyse und Hypothalamus im Hypophysenkreislauf. Klin. Wschr. **30**, 721—725 (1952).

Spatz, H.: Die Bedeutung der vitalen Färbung für die Lehre vom Stoffaustausch zwischen dem Zentralnervensystem und dem übrigen Körper. Arch. Psychiat. Nervenkr. **101**, 267—358 (1934).

Stochdorph, O.: Die Gewebsbilder der Hirngewächse und ihre Ordnung. Veröff. morph. Path., H. 60 (1955).

Sweet, W. H., Brownell, G. C., Scholl, J. A., Bowsher, D. R., Benda, P., Stickley, E. E.: The formation, flow, and absorption of cerebrospinal fluid: Newer concepts based on studies with isotopes. Res. Publ. Ass. nerv. ment. Dis. **34**, 101—159 (1954).

Török, B.: Structure of the vascular connections of the hypothalamo-hypophysial region. Acta anat. (Basel) **59**, 84—99 (1964).

Trump, B. F., Smuckler, E. A., Benditt, E. P.: A method for staining epoxy sections for light microscopy. J. Ultrastruct. Res. **5**, 343—348 (1961).

Tschirgi, R. D.: Protein complexes and the impermeability of the blood-brain barrier to dyes. Amer. J. Physiol. **163**, 756 (1950).

Tschirgi, R. D.: The blood-brain barrier. Biol. of neuroglia, p. 130—138 (Windle, W. F., ed.). Springfield, Ill.: C. C. Thomas 1958.

Usui, T.: Electron microscopic studies on the ependymal cells of the organon vasculosum laminae terminalis in the adult rat. Bull. Tokyo med. dent. Univ. **15**, 1—18 (1968).

Watermann, R.: Über das Vorkommen von interstitiellen Vacuolen im Subfornicalen Organ. Dtsch. Z. Nervenheilk. **174**, 593—596 (1956).

Weindl, A.: Zur Morphologie und Histochemie von Subfornicalorgan, Organum vasculosum laminae terminalis und Area postrema bei Kaninchen und Ratte. Z. Zellforsch. **67**, 740—775 (1965).

Weindl, A.: Electron microscopic observations on the organum vasculosum of the lamina terminalis after iv injection of horseradish-peroxidase. Neurology (Minneap.) **19**, 295 (1969).

Weindl, A., Schwink, A., Wetzstein, R.: Elektronenmikroskopische Untersuchungen am Gefäßorgan der Lamina terminalis des Kaninchens. Verh. Anat. Ges. Basel 1966. Anat. Anz., Erg.-Heft zum **120**. Bd., 189 (1967a).

Weindl, A., Schwink, A., Wetzstein, R.: Der Feinbau des Gefäßorgans der Lamina terminalis beim Kaninchen. I. Die Gefäße. Z. Zellforsch. **79**, 1—48 (1967b).

Weindl, A., Schwink, A., Wetzstein, R.: Der Feinbau des Gefäßorgans der Lamina terminalis beim Kaninchen. II. Das neuronale und gliale Gewebe. Z. Zellforsch. **85**, 552—600 (1968).

Wenger, T., Aros, B.: Studies on the organon vasculosum laminae terminalis. III. Vascularization of the organon vasculosum laminae terminalis in the rat. Acta morph. Acad. Sci. hung. **19**, 141—149 (1971).

Wenger, T., Röhlich, P.: Electron microscopical investigation of the organon vasculosum laminae terminalis in the rat and in the Rhesus monkey. In: Zirkumventrikuläre Organe und Liquor. Bericht über das Symposium in Schloß Reinhardsbrunn vom 13. bis 16. Mai 1968, S. 167—171 (Sterba, G., ed.). Jena: VEB Fischer 1969.

Wenger, T., Törk, I.: Studies on the organon vasculosum laminae terminalis. II. Comparative morphology of the organon vasculosum laminae terminalis of fishes, amphibia, reptilia, birds and mammals. Acta biol. Acad. Sci. hung. **19**, 83—96 (1968).

Wislocki, G. B., King, L. S.: The permeability of the hypophysis and hypothalamus to vital dyes, with a study of the hypophyseal vascular supply. Amer. J. Anat. **58**, 421—472 (1936).

Wislocki, G. B., Leduc, E. H.: Vital staining of the hematoencephalic barrier by silver nitrate and trypan blue, and cytological comparisons of the neurohypophysis, pineal body, area postrema, intercolumnar tubercle and supraoptic crest. J. comp. Neurol. **96**, 371—413 (1952).

Wislocki, G. B., Putnam, T. J.: Note on the anatomy of the areae postremae. Anat. Rec. **19**, 281—287 (1920).

Wittkowski, W.: Zur Ultrastruktur der ependymalen Tanyzyten und Pituizyten sowie ihre synaptische Verknüpfung in der Neurohypophyse des Meerschweinchens. Acta anat. (Basel) **67**, 338—360 (1967).

Wittkowski, W.: Zur funktionellen Morphologie ependymaler und extraependymaler Glia im Rahmen der Neurosekretion. Elektronenmikroskopische Untersuchungen an der Neurohypophyse der Ratte. Z. Zellforsch. **86**, 111—128 (1968).

Wolff, J.: Beiträge zur Ultrastruktur der Kapillaren in der normalen Großhirnrinde. Z. Zellforsch. **60**, 409—431 (1963).

Wolff, J.: Elektronenmikroskopische Untersuchungen über die Vesikulation im Kapillarendothel. Lokalisation, Variation und Fusion der Vesikel. Z. Zellforsch. **73**, 143—164 (1966).

Wolff, J.: Über die Ultrastruktur der Arachnoideazellen des Kaninchens und der Ratte. Verh. Anat. Ges., Basel 1966. Anat. Anz., Erg.-Heft zum **120**. Bd., 191—194 (1967a).

Wolff, J.: On the meaning of vesiculation in capillary endothelium. Angiologica **4**, 64—68 (1967b).

Wolff, J., Merker, H.-J.: Ultrastruktur und Bildung von Poren im Endothel von porösen und geschlossenen Kapillaren. Z. Zellforsch. **73**, 174—191 (1966).